오행
피부,

나의 피부
타입은
무엇일까?

오행피부, 나의 피부 타입은 무엇일까?

김혜정 지음

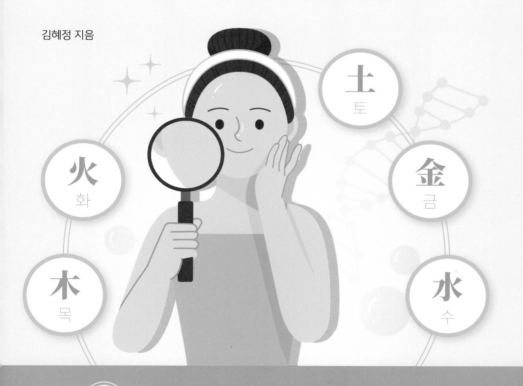

土 토
金 금
水 수
火 화
木 목

태어난 순간 부여되는
생년월일시의
음양오행에 따른
피부관리 방법

목, 화, 토, 금, 수의 오행이 어떻게 구성되어 있는가?

나의 8글자의 오행배합을 통해
누구나 쉽게 알 수 있는 피부타입

바른북스

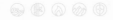

　필자는 첫 피부미용에 입문해 화장품 회사에 입사하여 피부관리 시 화장품 사용의 중요성을 알게 되었으며 학문적으로 좀 더 깊이 알고 싶어 대학에서 피부미용을 전공해서 현재까지 많은 고객과의 만남, 학원에서 후배를 양성하는 과정에서 보람도 느끼고 있다. 그런데 시간이 흐를수록 한 가지 의문점이 생겼다. 그것은 인간의 피부는 태어나서 사춘기 전까지는 피부타입이 비슷한데 이후에는 '피부타입이 변하는 원인이 뭘까' 하는 의문이 생겨 접하게 된 학문이 명리학이다.

　명리학은 우주 자연에 존재하는 모든 물질은 지구와 태양을 중심으로 공전과 자전에 의한 시간의 흐름으로 아침에서 저녁으로 이어지며 또한 봄, 여름, 가을, 겨울의 사계절의 변화로 음양오행(陰陽五行)으로 이루어져 있다는 것이다. 인간도 자연 속에 살아가는 존재로 태어나는 순간 생년월일시(生年月日時)의 음양오행의 에너지가 생성되어 개인의 성향과 적성, 직업, 장부(腸腑)의 강약 등의 모든 정보가 들어있어서 자신의 삶의 방향을 알 수 있으며 타인의 성향도 알 수 있기 때문에 현대인의 삶에 있어서 매우 중요한 학문이라 생각되며 실제 필자와 지인들의 삶의 방향과 이치를 알게 해준 명리학은 나에게 큰 감동을 주는 학문으로 다가왔다.

다년간의 임상으로 인체의 일부인 피부도 선천적으로 타고난 음양오행의 구성에 따라 피부타입과 증상이 조금씩 다르다는 것을 알게 되었다. 오행의 주체인 일간(日干)이 어느 계절에 태어났으며 전체 오행의 구성을 보면 피부타입을 알 수 있다. 예를 들어, 화(火) 일간이 여름에 태어나서 수(水)가 없거나 부족한 경우 건성피부이며 화(火) 오행이 많을 경우 피부는 특히 자외선에 민감하고 더위를 참지 못하기 때문에 여름철 관리가 중요하며 여드름 등의 트러블 발생이 잦고, 오행의 주체인 일간(日干)이 순환이 잘되는 경우 피부가 정상이며, 일간의 에너지가 강하며 빼주는 것이 없을 경우 변비가 있고 피부톤은 칙칙하며 빼주는 것이 많은 피부는 깨끗하다. 또한 사춘기가 되어 호르몬의 영향으로 피지분비량이 증가한다고 모든 이들이 지성피부나 여드름의 트러블피부가 되지 않는다. 이것은 자신의 오행의 구성에 따라 달라지며 아토피피부 역시 식습관과 생활환경에 의한 작용도 있지만 오행의 구성분포가 어떻게 되느냐에 나타나는 증상인 것을 알 수 있었다. 이처럼, 음양오행으로 구성된 개인의 에너지 정보로 피부까지 알 수 있다는 것에 큰 매력을 느낀다.

　최근 현대의학도 양·한방 협진으로 이루어지고 있다. 양의학은 국소부위의 문제점을 수술해서 바로 치료결과를 보는 게 장점이지만 근본적인 치료가 되는 게 아니며, 한의학은 근본적인 문제를 치료하므로 효과는 늦게 나오지만 근본원인을 치료하는 장점이 있기 때문에 두 의학의 장점을 살리고 단점을 보완하는 협진 병원이 늘어나고 있다. 또한, 의사들도 복수 전공자가 많이 늘고 있으며 서양의사들도 한의학을 공부하는 추세이다. 이제 피부도 서양의학의 기본인 피부구조를 알고 한의학에 기본을 둔 인체의 음양오행을 이해하면서 내 몸의 균형과 피부의 균형을 맞춰줄 때 건강한 삶을 누릴 수 있다. 자신이 뭘 좋아하고 싫어하는지, 부족한 것은 뭔지를 아는 것 즉, 기본구조를 알 때 더 나은 삶으로 나아갈 수 있듯이 피부도 자신의 음양오행의 특징을 알고 그에 맞는 관리를 할 때 노화를 늦출 수 있다.

이 책에 실린 다양한 임상 사례는 지금까지 다양한 고객과의 만남, 경험을 통해 알게 된 것으로 독자 여러분과 나누고 싶었으며 자신의 음양오행에 대입해 웰에이징(Well-aging)의 삶으로 나아가길 바란다.

2023년 여름

김혜정

차례

프롤로그

1장 음양오행(陰陽五行)과 피부

1 음양(陰陽)이란? ··· 14

2 오행(五行)이란? ··· 16

3 음양오행의 천간(天干)과 지지(地支) 구분 ··· 24

4 오행의 상생과 상극, 합(合), 충(沖) ··· 28

5 60갑자 조견표와 나의 오행 구성에 따른 피부 판독법 ··· 32

6 음양오행을 대입한 피부 사례 ··· 37

7 목, 화, 토, 금, 수(오행)의 주체인 일간별로
전체 오행 구성에 따른 맞춤형 피부관리 방법 ··· 41

피부의 구조와 기능

1   피부의 구조   ⋯ 66

2   피부타입   ⋯ 78

3   피부와 자외선   ⋯ 92

4   피부와 노화   ⋯ 96

5   피부와 영양   ⋯ 100

6   피부와 화장품   ⋯ 105

 나의 피부타입과 오행에 따른 피부관리 방법

1   정상피부   ⋯ 114

2   건성피부   ⋯ 139

3   지성피부 & 트러블피부(여드름피부)   ⋯ 172

4   복합성피부   ⋯ 180

5   탄력피부   ⋯ 183

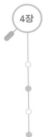

4장 계절별 피부관리

1 봄철 피부의 특징   … 192

2 여름철 피부의 특징   … 204

3 가을철 피부의 특징   … 216

4 겨울철 피부의 특징   … 227

에필로그

참고문헌

그림

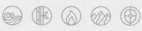

음양오행에 대한 이해와 함께 오행의 주체인 일간의 피부타입과 관리방법을 1장의 음양오행과 피부, 3장의 나의 피부타입과 오행에 따른 피부관리 방법, 4장의 계절별 피부의 특징과 관리방법을 독자들의 이해를 돕고자 다양한 사례를 적었는데 어느 부분에 대입해서 적용해 보더라도 관리의 결과는 같으며, 피부관리부위는 동양의학의 대표적인 한의학이 음양오행과 신체순환에 대한 12경락을 중심으로 인체의 생리와 병리를 설명하는 것이므로 이를 토대로 피부관리를 한다. 인체는 유기체로 연결되어 있기 때문에 소통되지 않는 부위를 자극하면 혈액순환과 신진대사를 촉진시켜 주므로 오행의 구성에 따라 계절에 맞는 관리를 할 때 건강한 몸과 피부를 만들어 주기 때문이다.

1장

음양오행
(陰陽五行)과
피부

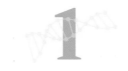

음양(陰陽)이란?

우주의 자연계에 존재하는 모든 것은 음(陰)과 양(陽)으로 구분되며 이들은 상호 발생, 변화, 소멸시키면서도 늘 함께하는 것으로 인간의 생존 질서 관념이다. 그러므로 음양(陰陽)의 작용은 **첫째,** 상호 대립한다. 이를 정신과 심리적으로 분류해 보면 양(陽)은 적극적인 성향, 미래 지향적, 진보적, 긍정적인 사고이며 음(陰)은 소극적인 성향, 과거 지향적, 보수적, 부정적인 사고이다. 인간적인 분류는 남과 여, 청년과 노인, 아버지와 어머니이며 자연계에서 기(氣)적, 물질(物質)적인 분류는 하늘과 땅, 여름과 겨울, 뜨거움과 차가움, 밝고 어두움, 낮과 밤으로 분류된다.

둘째, 음양은 상호 대립하면서 의존한다. 남녀 각자의 역할이 있지만 서로 도움이 필요하며 밝음만 있고 어둠이 없다면, 위만 있고 아래가 없다면, 앞으로 전진만 하고 뒤를 보지 않는다면, 안쪽만 있고 밖이 없다면 안 되듯이 음양은 의존하면서 균형을 맞춰간다. 이처럼 모든 대상은 반대되는 대상의 존재에 서로 돕고 교류하며 의지하여 자기의 존재가치를 드러낸다. 음(陰)과 양(陽)은 서로 대립을 이루고 있으면서 동시에 서로 의지하기도 한다. 그러므로 음양은 항상 함께 조화를 이루며 존재할 때 안정감을 느끼는 것이다.

셋째, 음양(陰陽)은 시간의 흐름으로 아침에서 저녁으로 봄, 여름, 가을, 겨울 사계절의 변화처럼 연속되는 순환의 과정이며 이 음양(陰陽)에서 파생되는 것이 오행(五行)이다.

즉, 음양(陰陽)은 자연계와 인간의 삶 속에서 이루어지는 관계이며 흐름이므로 음양을 이해하면 삶을 바르게 볼 수 있다. 이에, 피부도 개인의 음양오행 구성이 균형을 이룰 때 정상피부이다. 특히 피부는 수기가 중요하므로 수(水)가 부족할 경우 건성피부이며 오행의 주체인 일간(日干)이 겨울에 태어나 화(火)가 있을 때는 정상피부이며 화(火)가 없거나 부족할 때 혈액순환이 안되므로 피부가 칙칙하며 겨울철 피부관리가 중요하다. 또한, 일간이 화(火)이며 여름에 태어난 경우는 피부가 건조하기 때문에 봄과 여름에 수분관리가 중요하다.

2

오행(五行)이란?

    오행은 자의(字意)에서 알 수 있듯이 다섯 가지의 움직임이며 자연계의 목(木), 화(火), 토(土), 금(金), 수(水)로 시간의 흐름이며 에너지를 말한다. 물질적인 개념인 형이하학적으로 나무, 불, 흙, 금속, 물로 보며 형이상학적 개념으로 목기(木氣), 화기(火氣), 토기(土氣), 금기(金氣), 수기(水氣)를 의미한다.

    목(木)은 초목이 봄에 새싹이 돋아 왕성하게 성장하는 것이며 화(火)는 여름이며 봄의 새싹이 자라서 꽃을 피우는 것이며, 토(土)는 환절기로 결실(열매)을 맺는 것이며 금(金)은 가을로 수확하는 것이며 수(水)는 겨울로 가을에 수확한 것을 다음 해를 위해 씨앗으로 저장, 보관하는 것으로 인간사에 대입하면 목(木)은 탄생기이며 화

(火)는 성장기, 토(土)는 절정기, 금(金)은 쇠퇴기, 수(水)는 인생의 소멸(죽음)되는 이러한 사이클로 인생의 흐름을 의미한다.

음양오행에는 기(氣)의 순환으로 목(木) → 화(火) → 토(土) → 금(金) → 수(水)이며 사계절의 순환으로 봄, 여름, 가을, 겨울이 있으며 하루도 아침, 점심, 저녁, 한밤중으로 순환된다. 이것은 지구가 태양을 중심으로 공전과 자전의 회전이 생성되어 서로 상생(相生)하기도 하고 상극(相剋)하기도 하면서 우주에서 균형을 맞추어 가는 것임을 알 수 있다.

• **목(木)의 특징**

목(木)은 물질적인 개념인 형이하학적으로 보면 초목(草木)을 의미한다. 사계절 중 봄의 에너지를 의미하며 하루의 시작인 아침이다. 봄은 새싹이 땅을 뚫고 올라오는 에너지로 위로 성장하는 상향지기로 인생에 대입하면 아동기로 성장하는 어린이의 성향을 가지므로 호기심이 많고 꿈과 희망이 많아서 성격이 밝으며 어린아이의 순수함이 있어 마음이 어질며(仁) 하고 싶은 것에 적극성을 띄며 미래 지향적인 성향이다. 방향은 해가 떠오르는 동쪽, 색깔은 새싹이 올라오는 청색, 천간(天干)으로는 갑을(甲乙)에 해당되며 지지(地支)로는 인묘(寅卯)이며 숫자는 3, 8에 해당되며 인체 장기는 간, 담낭에 해당되며 간은 엄지발가락 안쪽에서 시작하여 허벅지 안쪽으로 흐르며, 담경은 귀밑에서 시작하여 몸의 측면을 지나 다리 옆선으로 흐른다.

목(木)은 초목(草木)이 땅을 뚫고 위로 성장하려는 기운으로 양(陽)에 속한다.

오행의 주체가 목(木)인 경우 나무가 성장할 수 있도록 적당한 수(水)와 따뜻한 온기인 화(火)가 있어야 성장해서 열매의 결과를 볼 수 있기에 이렇게 구성이 되어있다면 피부는 깨끗하며 정상피부이다. 그러나 수(水)가 없고 토(土)가 많으면 피부는 건조하다.

• 화(火)의 특징

화(火)의 물질적인 개념은 형이하학적으로 보면 목(木)의 새싹이 꽃을 피우는 것이다. 사계절 중 여름의 에너지를 의미하며 정오 전후이다. 여름은 꽃을 화려하게 피우는 계절로 더운 열기 즉, 불이 아래에서 위로 타오르는 발산의 에너지로 염상(炎上)이며 인체의 체온유지이며 인생에 대입하면 청년기로 자신을 화려하게 뽐내려는 에너지가 강하며 능동적 진취적이므로 행동 지향적이다. 또한, 순간적으로 확산 퍼지는 불처럼 급하며 주위를 밝게 비추므로 남의 결점을 잘 파악하는 특징이 있다.

오상(五常)으로는 예(禮)이며 방향은 따뜻한 남쪽, 색깔은 불을 의미하는 빨간색, 천간(天干)으로는 주변을 밝게 비추는 태양의 에너지인 빛으로 발현되는 병화(丙火)와 삶에 필요한 열기와 온기를 주는 촛불, 전깃불인 정화(丁火)에 해당되며 지지(地支)로는 사·오화(巳·午火)이며 숫자는 2, 7이며 인체 장기로는 심장과 소장에 해당되며, 심경은 겨드랑이에서 시작해 팔 안쪽으로 흘러 새끼손가락 안쪽으로 가며, 소장경은 새끼손가락 바깥에서 팔 외측면으로 어깨로 흐른다.

화(火)는 꽃이 화려하게 피어나는 것처럼 빛과 열로 자신을 뽐내는 양(陽) 중의 양(陽)이다.

오행의 주체가 화(火)인 경우 생명체인 목(木)에게 따뜻한 기운을 제공하여 온전하게 성장할 수 있도록 해주며 원석을 제련하여 보석이나 생필품으로 만들어 내도록 금(金)과 수(水)가 있으면서 안정적인 경우 정상피부이며 수(水)가 없으면서 화(火)가 강한 경우 건성피부이다.

- **토(土)의 특징**

토(土)의 물질적 개념은 형이하학적으로 보면 자연계의 모든 토(土, 흙)로서 큰 산, 사막, 고산지대, 황무지, 옥토로 토원가색(土爰稼穡)으로 만물을 심고(稼) 거두어들인다(穡)는 의미이며 사계절 중 환절기를 의미한다. 토(土)는 변화가 없는 오행으로 음양운동의 변화즉, 목(木), 화(火)의 팽창 기운에서 금(金), 수(水)의 수축을 위한 변화로 바뀔 때 한동안 변화를 일으키지 않는 시점, 변화의 방향을 바꾸기 위해서 잠시 머뭇거리는 기(氣)라고 할 수 있다. 계절과 계절의 완충지대라고 할 수 있으며 변함이 없고 움직이지 않는 특징이다. 인생에 대입하면 중년기, 방향은 중앙에 위치하며 색깔은 흙의 색으로 황색(黃色)이며 숫자는 5와 10이며 인체 장기는 비장, 위장이다. 위장경은 얼굴의 눈 밑에서 시작해서 가슴 아래로 흘러 다리 중앙부위를 지나 두 번째 발가락으로 흐르며, 비장은 엄지발가락 안쪽에서 시작하여 다리 안쪽으로 해서 복부를 지나 가슴부위로 흐른다. 천간(天干)으로 무·기(戊·己)이며 지지(地支)로는 진술축미(辰戌丑未)에 해당된다. 성정(性情)은 목·화(木·火)의 양(陽)의 기운과 금·수(金·水)의 음(陰)의 기운을 중재시키므로 포용력, 화합, 신용, 중화를 중요하게 생각한다. 그래서 삶의 방식은 안정과 평화를 중시하며 현실 지향적이며 실용적이다.

오행의 주체가 토(土)인 경우 생명체인 목(木)이 성장할 수 있도록 수분을 머금어야 하는데 건조한 무토(戊土)이면서 수(水)가 없는 경우 피부는 건조하며, 무·기토(戊·己土)이면서 미월(未月, 6월)에 태어나 빼주는 금(金)이 없으면서 수(水)가 없는 경우는 더욱이 건조하며 아토피도 있을 수 있다. 그러므로 토(土)는 반드시 수(水)가 있어야 한다.

- ### 금(金)의 특징

금(金)의 물질적인 개념은 쇠, 돌, 큰 바위, 보석, 원석 등으로 차

갑고 날카로운 느낌을 지니며 종혁(從革)으로서 금(金)은 화(火)로 녹여서 보석이나 기구를 만들고 바위를 깎아서 새로운 것으로 형체를 만들어 내어 변화하는 것으로 따르다(從), 변화하다(革)로 표현한다. 인생에 대입하면 장년기이며 계절로는 가을로 결실을 맺어 수확하는 것이며 방향은 서쪽, 색깔은 금속의 색깔인 백색(白色)이다. 천간(天干)으로는 경·신(庚·辛)이며 지지(地支)로는 신유(申·酉), 숫자는 4와 9이며 인체장부는 폐, 대장이다. 폐경은 팔의 쇄골 끝부분에서 시작해서 팔의 외측을 타고 엄지손가락 끝으로 흐르며, 대장경은 두 번째 손가락 끝에서 시작하여 팔의 바깥으로 해서 어깨 방향으로 흐른다. 경(庚)과 신(申)은 제련되지 않은 원석으로 타인과 친화력이 부족하고 직선적, 유화적이지 못하며 강한 고집과 융통성이 부족하며, 신(辛)과 유(酉)는 보석, 제련된 금으로 날카롭다. 그래서 성정(性情)은 금속이 표면은 단단하나 안은 부드러운 것처럼 외강내유(外剛內柔)로 볼 수 있으며 의리가 있고 냉정하며 마무리 잘하고 결단력이 있다. 그래서 삶의 방식은 순수하며 행동은 솔선수범형에 속하며 원리원칙을 준수한다.

오행의 주체가 금(金)인 경우 가을에 태어난 경우 피부톤은 밝은 편이며 전체 오행 구성이 금(金)의 기운을 빼주는 수(水)와 수(水)가 생(生)하는 목(木)과 목(木)이 생(生)해주는 화(火)기운이 적당하면 정상피부이다.

• 수(水)의 특징

수(水)의 물질적인 개념은 바다, 호수, 강, 시냇물, 이슬, 우물, 생활용수 등으로 비유되며 물은 아래로 흐른다. 또한, 흘러내려가 만물을 적셔 주므로 윤하(潤下)라고 하며 수(水)의 성정(性情)은 어느 그릇에 담더라도 그 그릇에 어울리듯이 모든 것을 수용하고 포용하는 능력이 있으며 지혜롭고 총명, 유연성, 깨끗하며 자기성찰을 잘한다. 또한 깊은 바닷물은 속을 알 수 없다. 이러한 특징을 보면 인생에서 삶을 마무리하는 노년기로 본다.

수(水)는 생명체의 근원이며 우리의 몸도 70%가 물로 되어있다. 신생아 때 80% 정도의 수분에서 성인이 되면 70%, 노년기가 되면 50~60%로 결국 인생을 마감한다. 이처럼 피부에 물은 매우 중요하다. 젊을 때는 촉촉하던 피부가 나이가 들면 피지선과 한선의 분비량이 저하되면서 피부는 점점 건조해진다. 인체에 접목 시 비뇨생식기계와 귀에 포함된다. 천간(天干)으로는 임 · 계(壬 · 癸), 지지(地支)로는 해 · 자(亥 · 子)에 속하며 계절로는 겨울, 방향은 북쪽이며 색깔은 검은색이며 숫자는 1과 6이며 인체 장기는 신장, 방광에 속한다. 신장경은 발바닥의 용천에서 시작하여 다리의 안쪽으로 흘러 복부를 지나 가슴으로 흐르며 방광경은 눈머리에서 시작하여 머리를 통과하여 척주를 따라 흘러 다리 후면으로 내려가 새끼발가락으로 흐른다. 삶의 방식은 지혜롭고 유연하며 사고의 본질을 추구한다.

오행피부, 나의 피부타입은 무엇일까?

오행의 주체가 수(水)인 경우 목(木)과 화(火), 토(土)가 있는 경우는 정상피부이며 수(水)가 지나치게 과한 경우(亥, 子, 丑月生)인데 화(火) 오행이 없는 경우에는 순환이 잘되지 않으므로 겨울에는 특히 피부관리를 해주는 것이 좋으며 목(木)이 없는 경우 부종과 변비가 있으므로 운동을 통해서라도 순환을 시켜주는 것이 피부와 건강에도 좋다.

3

음양오행의 천간(天干)과
지지(地支) 구분

- **천간(天干)**

  천간은 갑(甲) · 을(乙) · 병(丙) · 정(丁) · 무(戊) · 기(己) · 경(庚) · 신
(辛) · 임(壬) · 계(癸)의 10개의 부호를 말하며 음(陰)의 기운을 가진
5개의 오행(五行)과 양(陽)의 기운을 가진 오행(五行) 5개로 십천간(十
天干)이라 한다.

10 천간	갑(甲)	을(乙)	병(丙)	정(丁)	무(戊)	기(己)	경(庚)	신(申)	임(壬)	계(癸)
음양(陰陽)	陽	陰	陽	陰	陽	陰	陽	陰	陽	陰
오행(五行)	木		火		土		金		水	

- **지지**(地支)

지지(地支)는 땅의 에너지로 지기(地氣)라 하며 이 지기(地氣)를 이루는 자(子) · 축(丑) · 인(寅) · 묘(卯) · 진(辰) · 사(巳) · 오(午) · 미(未) · 신(申) · 유(酉) · 술(戌) · 해(亥) 12자(字)의 부호를 말하며 십이지지(十二地支)라 한다.

지지도 음(陰)의 지지(地支)인 자(子), 축(丑), 묘(卯), 오(午), 미(未), 유(酉)이며 양(陽)의 지지(地支)인 인(寅), 진(辰), 사(巳), 신(申), 술(戌), 해(亥)로 구분된다.

또한, 우리가 살고 있는 땅에는 사계절이 있으며 이 계절은 시간의 흐름이므로 지지는 시간으로도 구분되고 월과 방향으로도 구분된다.

인 · 묘 · 진(寅 · 卯 · 辰)은 1월, 2월, 3월로 봄이며 동쪽이며 목국(木局)이며, 사 · 오 · 미(巳 · 午 · 未)는 4월, 5월, 6월로 여름이며 남쪽이며 화국(火局), 신 · 유 · 술(申 · 酉 · 戌)은 7월, 8월, 9월로 가을이며 방

향은 서쪽이며 금국(金局), 해 · 자 · 축(亥 · 子 · 丑)은 10월, 11월, 12
월로 계절은 겨울이며 방향은 북쪽이며 수국(水局)이다.

| 12지간(地支)의 월과 시간 배속표 |

12지지	자(子)	축(丑)	인(寅)	묘(卯)	진(辰)
月	11월	12월	1월	2월	3월
시간	23:30~ 01:30	01:30~ 03:30	03:30~ 05:30	05:30~ 07:30	07:30~ 09:30

사(巳)	오(午)	미(未)	신(申)	유(酉)	술(戌)	해(亥)
4월	5월	6월	7월	8월	9월	10월
09:30~ 11:30	11:30~ 13:30	13:30~ 15:30	15:30~ 17:30	17:30~ 19:30	19:30~ 21:30	21:30~ 23:30

| 12지지의 계절과 음양 |

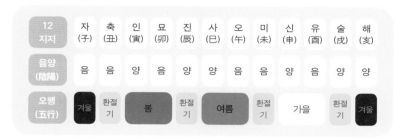

12 지지	자 (子)	축 (丑)	인 (寅)	묘 (卯)	진 (辰)	사 (巳)	오 (午)	미 (未)	신 (申)	유 (酉)	술 (戌)	해 (亥)
음양 (陰陽)	음	음	양	음	양	양	음	음	양	음	양	양
오행 (五行)	겨울	환절 기	봄	환절 기	여름	환절 기	가을	환절 기	겨울

지지(地支)	월(月)	계절(季節)	방향(方向)	오행(五行)
인(寅), 묘(卯), 진(辰)	1월, 2월, 3월	봄(春)	동쪽(東)	목(木)
사(巳), 오(午), 미(未)	4월, 5월, 6월	여름(夏)	남쪽(南)	화(火)
신(申), 유(酉), 술(戌)	7월, 8월, 9월	가을(秋)	서쪽(西)	금(金)
해(亥), 자(子), 축(丑)	10월, 11월, 12월	겨울(冬)	북쪽(北)	수(水)

4

오행의 상생과 상극, 합(合), 충(冲)

오행의 주체인 일간(日干)을 중심으로 전체 오행과의 상관
관계를 알기 위해 상생과 상극, 합(合), 충(冲)은 중요하다. 오행(五行)
은 본연의 성질을 갖고 있으면서 다른 오행(五行)을 생(生)해주거나
억제(抑制)시키는 상생상극(相生相剋)을 동시에 한다. 이것은 인체생
리현상과 자연계에도 작용하여 생태균형을 맞추고 인체에도 정상
적이고 자연적인 생리기능을 유지시켜 주는 우주만물의 원리임을
보여준다. 이처럼 우주만물에 존재하는 물질인 목(木), 화(火), 토(土),
금(金), 수(水) 오행은 서로 생(生)해주는 상생(相生)의 관계와 서로 극
(剋)하는 상극(相剋)의 과정에서 변화와 발전을 가져오듯이 피부에도
영향을 미친다.

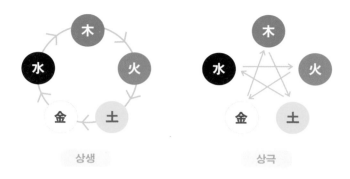

상생   상극

①상생(相生)

목(木)은 화(火)를 생(生)하고, 화(火)는 토(土)를 생(生)하고, 토(土)는
금(金)을 생(生)하고, 금(金)은 수(水)를 생(生)하고, 수(水)는 목(木)을
생(生)하여 서로 도와주고 낳아주는 관계이다. 즉, 나무는 불을 피우
기 위하여 필요하므로 목생화(木生火)이며, 불이 타고 남은 것은 재
로 되어 대지를 덮으므로 땅이 기름지게 해주므로 화생토(火生土),
땅속에서 광물질이 나오므로 토생금(土生金), 금이 녹으면 물이 되므
로 금생수(金生水)며 나무는 물이 있어서 자랄 수 있으므로 수생목
(水生木)이라 한다. 이처럼 상생은 서로 도와주고 희망적, 생산적 결
과를 의미하지만 생(生)을 해서 도와주는 것이 오행의 주체인 일간
(日干)에게 필요한 도움인지, 필요 없는 도움인지를 파악하고 피부
에 어떤 영향을 미치는지 파악해야 한다.

②상극(相剋)

목극토(木剋土)는 나무가 땅에 뿌리를 내리는 것, 토극수(土剋水)는 흙이 물의 흐름을 막는 것, 수극화(水剋火)는 물로서 불을 끄는 것, 화극금(火剋金)은 불로 쇠를 녹이는 것, 금극목(金剋木)은 금속으로 나무를 베는 것을 의미한다. 이것은 어느 한쪽의 기운을 '억압한다', '취한다', '갖는다', '힘을 못하게 한다', '괴롭힌다', '간섭한다'의 의미를 담고 있다.

이처럼 상생(相生)과 상극(相剋)이란 서로 생(生)하기도 하고 극(剋)하기도 한다. 하지만 상생(相生)이라고 해서 무조건 좋은 것은 아니다. 예를 들어 수생목(水生木)이라고 해서 나무가 자라기 위해서 물이 필요하지만 지나치게 물이 많으면 나무는 썩어버리며, 목생화(木生火)라고 해서 아궁이에 불을 피우기 위해서 나무를 꽉 채우면 오히려 불을 피우지 못한다. 금극목(金剋木)이라고 할 때 아름드리나무를 작은 칼로 베려고 하면 나무를 벨 수 없다. 이처럼 생(生)하고 극(剋)하는 것도 조화가 필요하다. 부모가 자식을 사랑하는 것이 생(生)이라 할 수 있는데 이도 지나치면 오히려 자식을 망치는 것처럼 음양오행(陰陽五行)은 상생(相生)과 상극(相剋)의 조화가 중요하다.

❸합(合)

천간(天干) 합(合)인 **오합**(五合)은 갑기합화토(甲己合化土), 을경합화금(乙庚合化金), 병신합화금수(丙辛合化水), 정임합화목(丁壬合化木), 무계합화화(戊癸合化火)이며 지지(地支)합(合)인 **육합**(六合)은 자축합화토(子丑合化土), 인해합화목(寅亥合化木), 묘술합화화(卯戌合化火), 진유합화금(辰酉合化金), 사신합화수(巳申合化水), 오미합화화(午未合化火)이며 **삼합**

(三合)은 해묘미합화목(亥卯未合化木), 인오술합화화(寅午戌合化火), 사유
축합화금(巳酉丑合化金), 신자진합화수(申子辰合化水)이며 **방합**(方合)은
방향 또는 계절로 인묘진 목국(寅卯辰 木局)으로 동쪽이며 봄, 사오미
화국(巳午未 火局)으로 남쪽이며 여름, 신유술 금국(申酉戌 金局)으로 서
쪽이며 가을, 해자축 수국(亥子丑 水局)으로 북쪽이며 겨울이다. 이러
한 천간과 지지가 합(合)을 통한 변화가 오행의 주체인 일간(日干)의
피부에 어떠한 영향을 미치는 파악하는 것이 중요하다.

④충(冲)

충(冲)이란 '충돌한다', '싸운다'의 의미로 천간 충(冲)은 정신적인
것을 의미하며 간충(干冲) 또는 칠충(七冲)이라고 하며 갑경충(甲庚冲,
양의 목과 양의 금의 충), 을신충(乙辛冲, 음의 목과 음의 금의 충), 병임충(丙壬冲,
양의 수와 양의 화의 충), 정계충(丁癸冲, 음의 화와 음의 수의 충)이 있다. 지지
충은 '육체적 불안정', '자존심 손상' 등을 의미하며 지충(地冲) 또는
칠충(七冲)이라고 하며 인신충(寅申冲, 양의 목과 양의 금의 충), 사해충(巳亥
冲, 양의 화와 양의 수의 충), 자오충(子午冲, 음의 수와 음의 화의 충), 묘유충(卯酉
冲, 음의 목과 음의 금의 충), 진술충(辰戌冲, 2개의 양의 토가 하는 충), 축미충(丑
未冲, 2개의 음의 토가 하는 충)이 있다. '충(冲)'이라고 해서 반드시 나쁘다
든지 좋다는 것은 없으므로 반드시 오행의 주체인 일간(日干)의 피
부에 대입해서 어떠한 영향을 미치는지 파악하는 것이 중요하다.

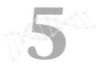

60갑자 조견표와
나의 오행 구성에 따른 피부 판독법

- **60갑자란**

　육십갑자(六十甲子)는 음양오행을(陰陽五行)을 내포한 유기체(有機體)
로서 시간과 공간을 동태적으로 순환하는 생장수장(生長收藏)의 변
화과정을 나타낸 것이다.

　▶십 천 간 : 갑(甲), 을(乙), 병(丙), 정(丁), 무(戊), 기(己), 경(庚), 신
　　　　　　　(申), 임(壬), 계(癸)
　▶십이지지 : 자(子), 축(丑), 인(寅), 묘(卯), 진(辰), 사(巳), 오(午), 미
　　　　　　　(未), 신(辛), 유(酉), 술(戌), 해(亥)

　10개의 천간(天干)과 12개의 지지(地支)를 한 순(旬)으로 차례로 하

나씩 맞추어 나가면 서로 다른 육십 가지가 나온다. 이를 육십갑자라고 한다.

갑자 甲子	을축 乙丑	병인 丙寅	정묘 丁卯	무진 戊辰	기사 己巳	경오 庚午	신미 辛未	임신 壬申	계유 癸酉
갑술 甲戌	을해 乙亥	병자 丙子	정축 丁丑	무인 戊寅	기묘 己卯	경진 庚辰	신사 辛巳	임오 壬午	계미 癸未
갑신 甲申	을유 乙酉	병술 丙戌	정해 丁亥	무자 戊子	기축 己丑	경인 庚寅	신묘 辛卯	임진 壬辰	계사 癸巳
갑오 甲午	을미 乙未	병신 丙申	정유 丁酉	무술 戊戌	기해 己亥	경자 庚子	신축 辛丑	임인 壬寅	계묘 癸卯
갑진 甲辰	을사 乙巳	병오 丙午	정미 丁未	무신 戊申	기유 己酉	경술 庚戌	신해 辛亥	임자 壬子	계축 癸丑
갑인 甲寅	을묘 乙卯	병진 丙辰	정사 丁巳	무오 戊午	기미 己未	경신 庚申	신유 辛酉	임술 壬戌	계해 癸亥

천간은 10개인데 지지가 12개인 이유는 앞에서 설명했듯이 계절과 계절 사이에 환절기라는 토(土)가 있어서 12자가 된다. 봄 환절기 진토(辰土), 여름 환절기 미토(未土), 가을 환절기 술토(戊土), 겨울 환절기 축토(丑土)이다.

- **나의 사주팔자 만들기와 오행 구성에 따른 피부 판독법**

사주팔자는 육십갑자 중에서 나의 생년월일시를 표출해 내는 것으로 **인터넷 어플리케이션에서 만세력을 다운로드하여 자신의 생년월일시를 체크**하면 알 수 있다. 위의 음양오행, 십천간, 십이지지의 특징, 합(合), 충(沖), 상생(相生), 상극(相剋)을 대입해서 풀이하면 된다. 필자는 다음의 사례로 사주팔자를 대입해서 인간의 길흉화복을 논하는 것이 아니고 인간사의 한 부분인 피부를 판단하고 기술하였다.

다음은 자신의 사주팔자(四柱八字)의 오행 구성을 보고 피부의 상태를 판단하는 방법 예시이며 오행을 색깔로 표시했다. 목은 녹색, 화는 빨간색, 토는 노란색, 금은 흰색, 수는 검은색이다.

예시1. 오행의 주체는 양의 토인 무토

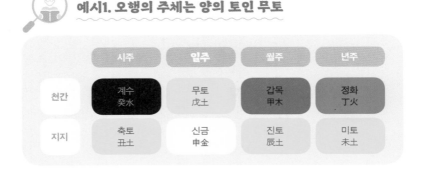

	시주	일주	월주	년주
천간	계수 癸水	무토 戊土	갑목 甲木	정화 丁火
지지	축토 丑土	신금 申金	진토 辰土	미토 未土

사주팔자란 사주(四柱)는 4개의 기둥(천간, 지지)를 말하고 팔자(八字)란 8글자를 뜻한다. 일주의 천간을 일간(日干)이라고 하며, 나 자신(본인, 오행의 주체)을 가리킨다. **첫째,** 일간이 양(陽)이냐 음(陰)이냐를 본다. 위 예시에서 일간이 무토(戊土)로 양(陽)이다. 그러므로 양(陽)의 특징을 파악하고 **둘째,** 월지를 확인한다. 월지가 진토(辰土)로 일간인 무토(戊土)한테 어떠한 역할(일간에게 힘이 되어주지만 물기가 부족한 편이다)을 하는지를 본다. **셋째,** 일지를 본다. 일지가 신금(申金)으로 강한 일간 무토(戊土)의 힘을 빼주는 역할을 한다. 월지와 일지를 봤을 때 일간 무토(戊土)는 수(水)가 필요하고 수(水)를 얻기 위해서 노력할 수밖에 없다. **넷째,** 일간을 제외한 나머지 7글자의 오행을 골고루 본다. 일간 무토(戊土)를 도와주는 화(火)와 토(土)가 4개가 있고, 일간을 극하는 목(木)도 화(火)를 도우므로 무토(戊土)의 힘은 더욱더 강해져 건조한 상태인데 시간에 샘물인 한줄기 물인 계수(癸水)가 있어서 중년 이후는 건조함이 덜하게 된다. 왜냐하면 일간 무토(戊土)가 계수(癸水)와 합(合)한 상태로 일지 신금(申金)이 계수(癸水)를 생(生)해주기 때문이다.

이 오행인 주체인 무토(戊土)의 피부는 수(水)기가 약한 건성피부로 태어났고 중·말년으로 갈수록 안정된 피부상태가 되며, 정확한 판단을 위해서는 운(運)대입이 필요하다.

좋은 사주는 오행을 두루 갖추고 기의 흐름이 원활하여 막힘이 없어야 하며 피부도 마찬가지다. 특히, 피부는 수(水)가 꼭 있어야 한다.

	시주	일주	월주	년주
천간	기토 己土	기토 己土	갑목 甲木	임수 壬水
지지	사화 巳火	미토 未土	진토 辰土	자수 子水

이 오행의 주체는 기토(己土)로 음(陰)이며 3월인 진월(辰月, 3월)에 태어나서 강하고 일지에 미토(未土)가 있어서 강하며 토(土)를 제외한 목(木)도 수(水)의 도움을 받아 강하며 일간인 기토(己土)와 합(合)을 하여 안정된 상태로 정상피부로 태어났으나 나이가 들어 중년 이후(일주, 시주)가 되면 열기가 있는 화(火)가 있어서 피부는 건조해지므로 수분관리를 잘해야 하는 피부이며 세부적인 변화는 운(運)을 보고 파악한다.

음양오행을 보고 피부를 알아보는 방법은 먼저 오행의 주체인 일간(日干)이 양(陽)인지, 음(陰)인지 구분하며 둘째, 월지에서 많이 응용하며 셋째, 일지의 해석 응용하며 마지막으로 일간을 제외한 일곱 글자가 일간에게 미치는 영향, 세력을 파악하고 합·충·생·극이 일간에게 미치는 영향을 파악한 후 운(運) 대입을 하면 간단한 해석이 가능하다.

음양오행을 대입한 피부 사례

다음 두 가지 사례로 음양의 조화가 피부에 어떠한 영향을 미치는지 소개해 보고자 한다.

 사례1. 음의 과다로 화의 따뜻한 온기가 필요한 피부

	시주	일주	월주	년주
천간	기토 己土	임수 壬水	경금 庚金	신금 辛金
지지	유금 酉金	신금 申金	자수 子水	해수 亥水

오행의 주체는 임수(壬水)로 바다를 의미하며 전체 오행의 구성을 보면 금(金)과 수(水)인 음(陰)으로 구성되어 빼주는 것이 없으므로 피부톤은 칙칙하며 부종과 변비가 있고 탄력이 없는 피부이다. 그러므로 반드시 따뜻한 양(陽)의 목(木), 화(火)관리가 필요한 피부이며 계절적으로 가을과 겨울에 세심한 관리가 필요하며 일상생활에서도 운동을 통해 몸에 에너지를 주는 것이 혈액순환에 도움을 줘 피부에도 좋다.

이 고객의 경우 피부는 내장체표반사기관(내부의 장기에 이상이 있을 경우 신경으로 연결된 피부나 근육에 반사되어 나타나는 현상)이라는 설명을 해주면서 내부의 장기가 원활하게 활동이 될 때 피부도 좋아지니 지나치게 맵고(金식품) 짠 음식(水식품)은 부종을 생성시키므로 신맛, 담백한 음식(木식품)과 쓴맛(火식품)을 섭취하는 것이 피부에 좋다고 조언을 하면 수긍하면서 실천하는 분으로 실제 생활에서 체험해 보니 맞다고 하면서 오행의 구성으로도 피부상태를 알 수 있다는 것에 호의를 표시했다. 이는 금(金)의 도움을 받아들이는 구조이면서 '바다나 큰 강물'인 임수(壬水)오행의 특징인 흐르면서 새로운 것을 추구하며 모든 것을 수용해 잘 흡수하고 다양한 그릇에 담겨지듯이 유연성과 지혜를 상징하는 수(水)형의 특징을 가진 고객이라는 것을 알 수 있었다.

사례2. 양의 과다로 더운 열기를 식혀줄 수가 필요한 피부

	시주	일주	월주	년주
천간	무토 戊土	무토 戊土	병화 丙火	임수 壬水
지지	오화 午火	신금 申金	오화 午火	오화 午火

　오행의 주체는 황무지, 사막의 땅인 무토(戊土)인데 한여름인 오월(午月, 5월)에 태어나 전체 오행의 구성도 화(火)가 많아서 더욱더 메마른 땅이 되어 지성피부에 여드름과 아토피 등의 트러블피부이므로 강한 열기를 품은 토(土)를 빼주는 금(金)부위인 가슴과 팔, 수(水)부위인 귀, 등과 다리 후면관리를 좀 더 해주면 좋고 계절적으로 봄과 여름에는 수분과 진정, 각질관리를 해주면서 운동으로 땀을 흘려 노폐물 배출을 해주며 지나치게 단 음식이나 인스턴트음식 섭취는 트러블을 더 야기시키므로 매운맛과 수분을 함유한 과일이나 짠 음식과 충분한 수분섭취가 건강과 피부에도 도움이 된다.

　이 고객은 청소년으로 피지분비량은 많고 오행에도 화(火)가 과해서 열기 가득한 피부로 배출이 안 되는 피부이기 때문에 낮보다는 저녁에 운동을 통해 땀으로 노폐물을 배출시켜 주고 수분과 진정에 효과적인 알로에, 콜라겐 마스크 시트 사용을 권했으며 식습관도 함께 조언을 했다. 사춘기로 외모에 관심이 많은 시기라서 적극적으로 노력하면서 피부관리도 꾸준히 관리를 받는 고객이다. 또한 타고난 선천적인 피부가 있다는 것에 의아해하면서도 설명을 하면 자기와 맞다면서 신기해했다.

이 두 사례 모두 1번은 음(陰)이 과하고 2번은 양(陽)이 과한 경우로 과한 것을 빼주는 관리가 피부에도 좋은 대표적 사례이다.

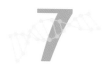

목, 화, 토, 금, 수(오행)의 주체인 일간별로 전체 오행 구성에 따른 맞춤형 피부관리 방법

① 오행의 주체가 목인 경우 사례

 사례1. 정상피부(오행의 주체가 양의 목인 갑목인 경우)

	시주	일주	월주	년주
천간	병화 丙火	갑목 甲木	갑목 甲木	계수 癸水
지지	자수 子水	인목 寅木	자수 子水	미토 未土

이 오행의 주체(일간)인 갑목(甲木)은 양(陽)이며 월지를 보면 추운 겨울인 자월(子月, 11월) 태어나 오행의 주체인 일간을 생(生)하여 주고 있으며 일지에 인목(寅木)이 같은 목(木)으로 갑목(甲木)의 뿌리 역할이 되므로 전체 오행의 구성을 보면 수(水)와 목(木)이 강하므로 화(火)로 관리하면 좋은 오행이다.

갑목(甲木)의 피부타입은 정상피부로 전체 오행의 구성을 보면 수생목(水生木)으로 대단히 강한 에너지를 가진 일간이므로 강한 갑목(甲木)의 힘을 빼주는 것이 중요하며 또한, 겨울생이라서 생명체인 목(木)이 뿌리를 내리기 위해서 따뜻한 온기인 화(火)가 필요한데 시간(時干)에 병화(丙火)가 충극(沖剋) 없이 존재하므로 피부타입은 정상이며 사계절 중 특히 겨울에 피부관리를 좀 더 세심하게 해주는 것이 좋으며 혈액순환촉진을 위해 운동을 해주는 것이 좋다.

세부적인 관리방법은 얼굴관리 시 이마부위, 바디관리 시 가슴과 팔부위를 세심하게 관리해 주면 좋다.

사례2. 건성피부(오행의 주체가 음의 목인 을목인 경우)

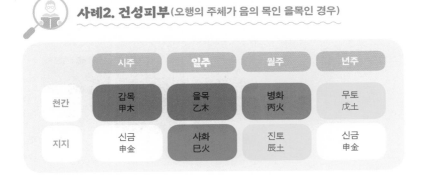

	시주	일주	월주	년주
천간	갑목 甲木	을목 乙木	병화 丙火	무토 戊土
지지	신금 申金	사화 巳火	진토 辰土	신금 申金

오행피부, 나의 피부타입은 무엇일까?

이 오행의 주체인 을목(乙木)이 진월(辰月, 3월)에 태어나 을목(乙木) 아래 사화(巳火)가 있으며 전체 오행 분포를 보면 화(火), 토(土), 금(金)이 강하고 목(木)과 수(水)가 약한 오행이다. 그러므로 약한 오행인 목(木)과 수(水)를 관리해 주면 좋은 오행이다.

피부타입은 을목(乙木)의 기운을 빼주는 화(火), 을목이 극(剋)하는 토(土)와 을목을 극(剋)하는 금(金)이 많으므로 건성피부이면서 탄력이 있는 피부로 사계절 중 특히 봄과 여름에 수분보충과 진정관리가 중요하며 외출 시 반드시 자외선차단제 사용과 외출 후 즉각적인 진정관리를 해주는 것이 좋다.

세부적인 관리방법은 얼굴관리 시 목(木)부위인 눈 주위와 왼쪽 볼, 수(水)부위 귀와 턱 하면 좋고, 바디관리 시 목(木)부위인 옆구리와 다리 측면, 수(水)부위인 등관리를 할 때 좀 더 세심하게 하면 좋고 추천관리 프로그램은 봄과 여름에는 수분관리와 진정관리 프로그램이 좋으며 가을과 겨울에는 화이트닝관리가 좋다.

기초화장품은 히알루론산, 콜라겐, 알로에의 수분제품과 알부틴, 니아신아마이드, 비타민C의 미백제품, 티타늄디옥사이드, 징크옥사이드, 벤조페논-1, 에칠헥실메톡시신나메이트 등의 자외선차단제를 사용한다.

②오행의 주체가 화인 경우 사례

 사례1. 건성피부에 아토피가 약간 있는 피부(중년이후는 완화)

(오행의 주체가 음의 화인 정화인 경우)

	시주	일주	월주	년주
천간	신금 辛金	정화 丁火	정화 丁火	임수 壬水
지지	축토 丑土	해수 亥水	미토 未土	신금 申金

이 오행의 주체인 정화(丁火)의 물질적인 의미는 생활의 불로 열기가 가득한 미월(未月, 6월)에 태어나 피부가 더욱 건조해 수(水)가 필요한데 일지에 수(水)가 있지만(亥水) 월지와 시지의 토가 토극수(土剋水)가 되어 수(水)가 부족한 상태이다. 또한 전체 오행 구성을 보면 화생토(火生土) → 토생금(土生金) → 금생수(金生水)로 가서 약해진 상태로 목(木)과 수(水)로 관리하면 좋은 오행이다.

피부타입은 건성피부이며 30대까지는 강한 열기를 식혀줄 수 없으므로 건조하면서 약간의 아토피 증상도 함께 있으나 중년기 이후에는 열기를 식혀줄 수 있는 수가 있어서 좋아진다. 사계절 중 여름에는 수분집중관리와 외출 후 귀가하여 즉각적인 진정관리를 해주며 생활에서 충분한 수분섭취를 해준다.

세부적인 관리방법은 얼굴관리 시 목(木)부위인 왼쪽 볼과 눈, 수(水)부위인 귀를 세심하게 관리하며 바디관리 시 목(木)부위인 상체 관리 시 측면과 다리, 수(水)부위인 등관리와 하체 후면관리를 세심하게 관리해 주면 좋고 화장품 선택은 수분제품이 좋으며 가을과 겨울에는 고보습 크림을 사용하는 것이 좋다.

사례2. 건성피부(오행의 주체가 양의 화인 병화인 경우)

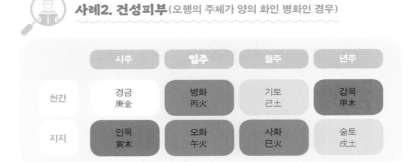

	시주	일주	월주	년주
천간	경금 庚金	병화 丙火	기토 己土	갑목 甲木
지지	인목 寅木	오화 午火	사화 巳火	술토 戌土

이 오행의 주체는 병화(丙火)로 태양이며 여름인 사월(巳月, 4월)에 태어나 강한데 전체 오행의 구성을 보면 목(木)과 화(火)가 강하여 금(金)과 수(水)로 관리하면 좋은 오행이다.

피부타입은 건성피부이며 사계절 중 여름에 특히 수분관리에 포커스를 둬야 하며 세부적인 관리방법은 얼굴관리 시 금(金)부위인 오른쪽 볼, 수(水)부위인 귀와 턱 주위를 세심하게 관리를 해주며 바디관리 시 금(金)부위인 가슴과 팔, 수(水)부위인 등부위를 세심하게 관리해 주는 것이 좋으며 화장품 선택은 콜라겐, 히알루론산, 알로에, 알부틴, 나이아신아마이드, 비타민C 등의 수분과 진정과 미백에 도움이 되는 제품을 사용하며 봄과 여름에는 수분관리를 가을과 겨울에는 미백관리를 해주면 좋다.

사례3. 정상피부(오행의 주체가 양의 화인 병화인 경우)

	시주	일주	월주	년주
천간	기토 己土	병화 丙火	무토 戊土	을목 乙木
지지	축토 丑土	술토 戌土	인목 寅木	해수 亥水

　이 오행의 주체는 밝은 태양인 빛으로 세상을 비추는 병화(丙火)로 봄의 시작인 인월(寅月, 1월)에 태어나 끊임없이 활동하려는 병화에게 도움을 준다. 전체 오행의 분포를 보면 토(土)가 많으므로 병화(丙火)를 도와주는 목(木)과 수(水)로 관리를 하면 좋은 오행이다.

　피부타입은 빼주는 것이 많으므로 정상피부이며 봄과 여름에는 등관리를 가을과 겨울에는 뒷목과 옆구리와 다리 측면관리를 해주면 더 좋으며 세부적인 관리는 얼굴관리 목(木)부위인 눈과 왼쪽 볼과 수(水)부위인 턱, 귀 부위를 바디관리 시 목(木)부위인 다리 측면과, 옆구리와 수(水)부위인 등관리를 하면 좋다.

　추천관리 프로그램은 기본적으로 수분관리를 하면서 탄력관리 프로그램이 좋으며 화장품은 콜라겐, 히알루론산, 레티놀, 아데노신, EGF 등의 성분이 함유된 제품을 사용하면 좋다.

③오행의 주체가 토인 경우 사례

 사례1. 건성피부(오행의 주체가 음의 토인 기토인 경우)

	시주	일주	월주	년주
천간	병화 丙火	기토 己土	무토 戊土	기토 己土
지지	인목 寅木	미토 未土	진토 辰土	사화 巳火

이 오행의 주체인 기토(己土)는 수분을 함유한 토(土)이지만 일지에 열기를 품은 토(土)가 있으면서 봄의 끝자락인 진월(辰月, 3월)에 태어났으며 전체 오행의 분포도 목생화(木生火) → 화생토(火生土)로 이어져 토(土)가 강하므로 강한 토(土)를 빼주는 금(金)으로 관리해 주면 좋으며 활동 및 건강 등은 금(金)이 와야 가능하고 생기가 있을 것이다.

피부타입은 봄에서 여름으로 가는 환절기로 건성피부이며 계절적으로 봄과 여름에 특히 수분관리에 포커스를 두며 가을과 겨울에는 미백과 주름관리를 하면 좋고 세부적인 관리방법은 얼굴관리 시 금(金)부위인 오른쪽 볼과 턱 주위를 수(水)부위인 귀 주변을 바디관리 시 금(金)부위인 팔과 가슴부위를 수(水)부위인 등부위와 다리 후면관리를 좀 더 섬세하게 관리하면 좋다.

추천관리 프로그램은 수분과 미백, 탄력 프로그램이 좋으며 화장품 선택법은 콜라겐, 히알루론산, 알로에 등의 수분관리 제품과 알부틴, 나이아신아마이드, 비타민C, 레티놀, 레티닐팔미테이트, 아데노신 등의 미백과 주름개선에 도움을 주는 제품이 좋다.

사례2 여드름의 트러블피부(오행의 주체가 양의 토인 무토인 경우)

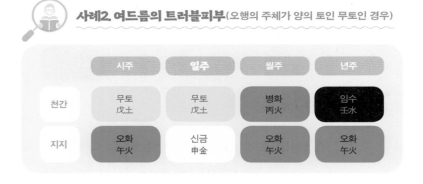

	시주	일주	월주	년주
천간	무토 戊土	무토 戊土	병화 丙火	임수 壬水
지지	오화 午火	신금 申金	오화 午火	오화 午火

이 오행의 주체인 무토(戊土)는 병오월(丙午月)에 태어나 강하며 전체 오행의 구성을 보면 화(火)와 토(土)가 강하여 약한 금(金)과 수(水)로 관리하면 좋은 오행이다.

무토(戊土)의 지지(地支)를 보면 화(火)가 많고 수(水)가 없어서 더운 열기를 식혀주지 못하므로 피부는 약간의 아토피가 있으며 건조한 피부이다. 피부관리법은 봄과 여름에 수분관리와 진정관리를 해주는 것이 좋으며 세부적인 관리법은 얼굴관리 시 금(金)부위인 오른쪽 볼과 수(水)부위인 귀와 턱 주위를 바디관리 시는 금(金)부위인 팔과 가슴, 수(水)부위인 등관리와 하체 후면관리를 해주면 좋다.

추천관리 프로그램은 가을철 필링관리를 봄과 여름에는 수분관리 프로그램이 좋다. 그리고 피부 속 노폐물 배출을 위해 운동을 통한 땀을 배출해주며 충분한 수분섭취를 해줌으로써 피부에도 도움을 준다.

이 오행의 주체인 무(戊)토에게 좋은 화장품 성분은 히알루론산, 콜라겐, 알로에 등의 수분성분이 좋으며 아토피피부이므로 식물성 오일은 호호바 오일 성분을 사용하면 좋다.

🔍 사례3. 정상피부 (오행의 주체가 음의 토인 기토인 경우)

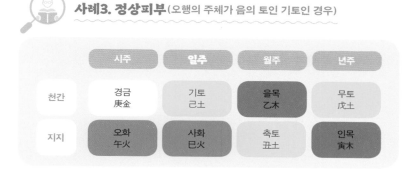

	시주	일주	월주	년주
천간	경금 庚金	기토 己土	을목 乙木	무토 戊土
지지	오화 午火	사화 巳火	축토 丑土	인목 寅木

이 오행의 주체인 기토(己土)가 12월인 축월(丑月, 12월)에 태어나 전체 오행을 보면 목생화(木生火) → 화생토(火生土)로 토가 강하여 금(金)으로 관리하면 좋은 오행이다.

피부타입은 수분을 머금은 기토가 추운 겨울인 12월에 태어나 언 땅인데 다행히 온기를 줄 수 있는 화(火)가 있어서 정상피부이며 계절적으로 겨울에 혈액순환촉진을 위해 관리해 주면 더 좋으며 세부적인 관리방법은 얼굴관리 시 금(金)부위인 오른쪽 볼과 수(水)부위인 귀를 세심하게 관리해 주며 바디관리 시 금(金)부위인 가슴과 팔관리, 수(水)부위인 등을 세심하게 관리하면 좋다.

추천관리 프로그램은 수분관리와 미백관리 프로그램이 좋으며, 화장품 선택은 콜라겐, 히알루론산, 알부틴, 닥나무추출물, 나이아신아마이드, 아스코빌글루코사이드 등의 수분과 미백에 도움을 주는 제품을 사용하며 외출 시에는 반드시 외인성 노화의 80%를 차지하는 자외선으로부터 피부를 보호하기 위해 자외선차단제를 도포한다.

④오행의 주체가 금인 경우 사례

사례1. 정상피부(오행의 주체는 양의 금인 경금)

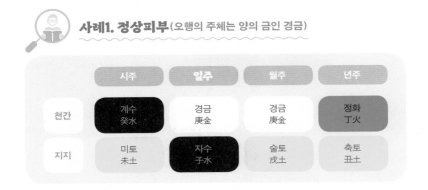

	시주	일주	월주	년주
천간	계수 癸水	경금 庚金	경금 庚金	정화 丁火
지지	미토 未土	자수 子水	술토 戌土	축토 丑土

이 오행의 주체인 경금(庚金)은 양의 금(金)으로 물질적인 의미로 제련되지 않은 금(金)으로 원석이므로 세련되지 못하고 무디고 순수한 성향으로 자기 계절인 술월(戌月, 9월)에 태어나 전체 오행의 분포를 보면 토(土)와 금(金)이 강하므로 약한 수(水)와 목(木)으로 관리하면 좋은 오행이다.

피부 특징은 토(土)의 생(生)을 받으면서 수(水)로 가기 때문에 피부톤은 밝지 못하며 탄력은 있는 정상피부로 봄과 여름에 수분관리를 잘해주면 좋다. 세부적인 관리방법은 얼굴관리 시 목(木)부위인 눈과 왼쪽 볼, 수(水)부위인 귀와 턱 주위를 세심하게 관리하면 좋으며 바디관리 시 목(木)부위인 바디 측면과 다리관리, 수(水)부위인 등관리를 세심하게 관리하면 좋다.

화장품 선택은 수분제품과 미백에 도움을 주는 제품을 사용하면 좋으며 봄과 여름에는 수분관리 프로그램을 가을과 겨울에는 미백관리 프로그램이 좋다.

 사례2. 정상피부(오행의 주체는 양의 금인 경금)

	시주	일주	월주	년주
천간	경금 庚金	경금 庚金	을목 乙木	계수 癸水
지지	진토 辰土	신금 申金	축토 丑土	축토 丑土

이 오행의 주체인 경금(庚金)은 제련되지 않은 원석, 한겨울의 바위로 인간적으로 강직, 결단성, 순수하기도 하며 고집도 센 주체로 전체 오행의 구성을 보면 겨울인 축월(丑月, 12월)에 태어나 경금(庚金)을 생(生)하여 강하므로 강한 금을 빼주는 수(水)부위와 함께 목(木)부위, 겨울에 태어났으므로 온기를 부여해주는 화(火)부위도 관리하면 좋은 오행이다.

피부타입은 정상이며 세부적인 관리방법은 수(水)부위인 귀, 턱과 등관리, 목(木)부위인 왼쪽 볼과 바디 측면, 화(火)부위인 이마와 팔 관리를 할 때 좀 더 세심하게 관리해 준다. 중년 이후에는 더욱더 활동을 통해 몸의 순환을 도와주는 것이 몸의 부종관리에 도움이 된다.

사계절 중 가을, 겨울에 혈액순환을 도와줄 수 있도록 관리를 해 주면 더욱 좋다.

화장품 선택은 콜라겐, 히알루론산, 세라마이드, EGF, 아데노신, 레티놀 등의 수분제품과 주름개선에 도움을 주는 제품이 좋으며 일상생활에서 혈액순환을 촉진시켜 주기 위해 규칙적인 운동을 하는 것이 부종을 예방하며 피부에 윤기와 생기를 부여한다.

⑤ 오행의 주체가 수인 경우 사례

 사례1. 건성피부(오행의 주체가 양의 수인 임수인 경우)

	시주	일주	월주	년주
천간	병화 丙火	임수 壬水	을목 乙木	정화 丁火
지지	정화 丁火	신금 申金	사화 巳火	미토 未土

　이 오행의 주체인 임수(壬水)는 여름인 사월(巳月, 4월)에 태어난 바닷물로 전체 오행의 구성을 보면 화(火)가 강하므로 강한 화(火)를 제어하는 금(金)과 수(水)로 관리하면 좋은 오행이다.

　임수(壬水)는 밝은 피부톤에 깨끗하며 건성피부이며, 사계절 중 봄과 여름에 수분관리를 잘해주는 것이 중요하며 충분한 수분섭취와 콜라겐이나 히알루론산의 이너뷰티인 건강기능식품도 함께 섭취하면 더욱 좋다.

　세부적인 관리방법은 얼굴관리 시 금(金)부위인 오른쪽 볼과 수(水)부위인 귀와 턱 주위를 세심하게 관리하며 바디관리 시 금(金)부위인 가슴과 팔, 수(水)부위인 등과 다리 후면관리를 세심하게 관리해 주면 좋다.

　관리 프로그램은 봄과 여름은 수분관리, 가을과 겨울에는 미백관리 프로그램을 추천하며 화장품은 콜라겐, 히알루론산, 알부틴, 나이아신아마이드, 닥나무추출물 등의 수분과 미백에 도움을 주는 제품을 사용하면 좋다.

사례2. 복합성피부 (오행의 주체가 양의 수인 임수)

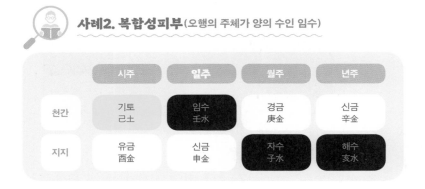

이 오행의 주체인 임수(壬水)가 추운 겨울인 자월(子月, 11월)에 태어나 전체 오행의 구성도 金과 水로 되어있어서 따뜻한 온기를 필요하므로 강한 수(水)의 기운을 빼주는 목(木)과 화(火)로 관리해 주면 생기 있는 피부가 된다.

피부타입은 복합성피부이며 한겨울에 태어나 전체 오행의 구성이 음(陰)으로 되어있어 따뜻한 온기인 화(火)가 필요한데 화(火)가 없으므로 혈액순환이 잘되지 않고 피부톤은 칙칙하며 강한 기운을 빼주는 목(木)도 없으므로 변비와 부종이 잦으며 탄력저하 피부이다. 사계절 중 겨울철에 혈액순환촉진을 위해 피부관리가 중요하며 평소에도 운동을 통해 순환을 촉진시켜 주는 것이 건강과 피부에

오행피부, 나의 피부타입은 무엇일까?

도 좋다.

세부적인 관리방법은 얼굴관리 시 목(木), 화(火)부위인 눈과 이마를 세심하게 관리해 주며 바디관리 시 가슴과 팔, 다리부위를 세심하게 관리해 주면 좋다. 관리 프로그램은 봄과 여름에는 얼굴관리를 가을과 겨울에는 바디관리를 하면서 주름과 탄력관리 프로그램을 추천하며 화장품은 콜라겐, 히알루론산, 레티놀, 펩타이드, 아데노신, 알부틴, 나이아신아마이드, 비타민C 등의 수분과 주름, 미백에 도움을 주는 기능성 화장품을 사용하면 좋다.

사례3. 정상피부(오행의 주체가 양의 수인 임수)

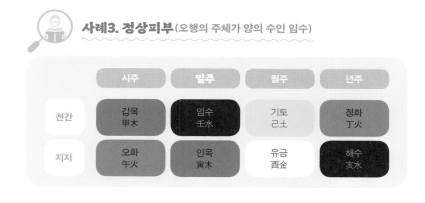

	시주	일주	월주	년주
천간	갑목 甲木	임수 壬水	기토 己土	정화 丁火
지지	오화 午火	인목 寅木	유금 酉金	해수 亥水

이 오행의 주체인 임수(壬水)가 유월(酉月, 8월)에 태어나 전체 오행의 구성을 보면 수(水) → 목(木) → 화(火) → 토(土) → 금(金)으로 흐름이 좋으므로 금(金)과 수(水)부위를 해주면 좋은 오행이다.

임수(壬水)는 정상피부로 탄력이 있는 맑고 깨끗한 피부로 봄과 여름에 수분관리를 잘 해주며 외출 시 자외선차단제를 사용하여

노화예방을 해주며, 세부적인 관리방법은 얼굴관리 시 금(金)부위
인 오른쪽 볼과 수(水)부위인 귀를 세심하게 관리해 주며 바디관리
시 금(金)부위인 가슴, 팔, 수(水)부위인 등관리를 해주면 좋다.

관리 프로그램은 봄과 여름에 수분관리를 추천하며 화장품은 콜
라겐, 히알루론산, 레티놀, 펩타이드, 아데노신 등의 수분과 주름에
도움을 주는 제품을 사용하면 좋다.

⑥ 오행의 주체인 일간에게 상생의 좋은 사례 VS 나쁜 사례

사례1. 오행의 주체인 갑목에게 좋은 경우

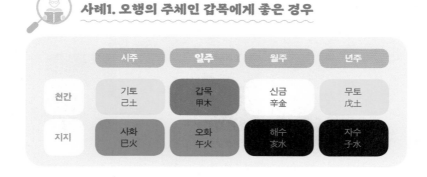

	시주	일주	월주	년주
천간	기토 己土	갑목 甲木	신금 辛金	무토 戊土
지지	사화 巳火	오화 午火	해수 亥水	자수 子水

오행의 주체인 갑목(甲木)이 목(木) → 화(火) → 토(土)로 가는 데
꼭 필요한 수(水)가 월지(月支)에 있으며 전체적인 오행의 흐름이 좋
아 혈액순환이 좋으며 피부도 정상피부이다.

이 고객의 경우 목(木)의 인자하고 청순한 마음과 타인을 배려하

면서 사교적인 화(火)가 있어서 화술이 좋으며 수(水)의 지식을 갖고 있어서 관리를 하면서도 늘 긍정의 에너지를 주는 최고의 고객이었다.

사례2. 오행의 주체인 무토에게 나쁜 경우

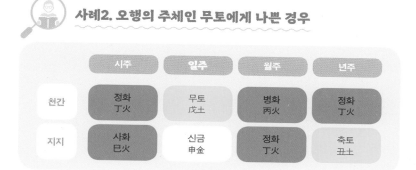

	시주	일주	월주	년주
천간	정화 丁火	무토 戊土	병화 丙火	정화 丁火
지지	사화 巳火	신금 申金	정화 丁火	축토 丑土

이 오행의 주체인 무토(戊土)는 사막, 메마른 땅으로 수(水)를 필요로 하는데 한여름인 병오월(丙午月)에 태어나 열기가 강하며 전체 오행의 구성도 화(火)가 강하므로 더욱 건조한 상태로 강한 열기를 빼주는 금(金)과 수(水)가 필요하다. 일지에 신금(申金)이 있지만 강한 화(火)에 의해 극(剋)이 되어 열기를 빼주지 못하므로 피부는 잦은 트러블이 나타난다. 그러므로 열기가 강한 토(土)를 빼주는 금(金)과 수(水)로 관리하면 좋은 오행이다.

무토의 피부타입은 건성이며 사계절 중 여름철 관리가 중요하며 여름에는 외출 후 귀가하여 즉각적인 진정관리를 해주며 수분관리를 해주며 충분한 수분섭취를 해준다. 세부적인 관리방법은 얼굴관리 시 금(金)부위인 오른쪽 볼, 수(水)부위인 귀와 턱 주위를 세심하게 관리하며 바디관리 시 가슴과 팔, 등관리를 세심하게 해주면 좋다.

관리 프로그램은 봄과 여름에 수분관리 프로그램을 가을과 겨울에는 미백관리 프로그램이 좋으며 콜라겐과 히알루론산, 알로에 등의 수분함량이 높은 화장품을 선택해서 사용하면 좋다.

이 고객의 경우 열기가 가득한 '화(火)'가 많으므로 일상생활에서 지나친 인스턴트식품 섭취는 주의해야 하며 수분이 있는 음식을 섭취하면서 저녁에 운동을 병행해 주면 몸의 순환에 도움이 되어 피부도 좋아진다고 조언을 해주면 처음에 진행하다가 장기간 지속되지 못해 피부 트러블이 반복되므로 옆에서 꾸준히 체크를 해줘야 하는 고객이었으며 일지에 강한 열기를 빼주는 '금(金)'이 있지만 사신합(巳申合) 되어 배출이 잘 안 되며 행동으로 실천 못 하는 사례고객이다.

※ 일상생활에서 음식을 적당하게 먹고 배출을 해야 건강한데 많이 먹고 배출이 되지 않아서 변비가 있는 상태와 같다. 이처럼 피부도 배출이 잘되어야 맑고 깨끗한 피부이다.

⑦ 오행의 주체인 일간에 전체 오행의 구성이 합이 되어 나쁜 사례

 ## 사례1. 합이 되어 오행의 주체인 정화 일간에게
좋지 않은 사례

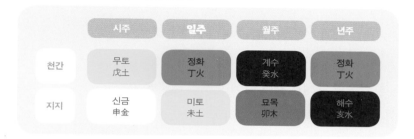

	시주	일주	월주	년주
천간	무토 戊土	정화 丁火	계수 癸水	정화 丁火
지지	신금 申金	미토 未土	묘목 卯木	해수 亥水

 ## 사례2. 합(合)이 되어 건성피부

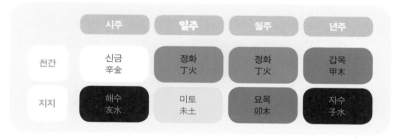

	시주	일주	월주	년주
천간	신금 辛金	정화 丁火	정화 丁火	갑목 甲木
지지	해수 亥水	미토 未土	묘목 卯木	자수 子水

위 두 사례는 비슷한 오행으로 구성되어 있으나 사례1은 오행의
주체인 정화(丁火)에게 년, 월, 일지에서 해묘미(亥卯未) 삼합(三合)으
로 정화(丁火)에게 생(生)을 해주어 열기가 강한 화(火)가 되어 열기

를 빼주지 못하면서 천간에 정계충(丁癸冲)까지 있어서 청소년기에
는 지성피부에 여드름의 트러블이 발생한다. 사례2는 오행의 주체
인 정화(丁火)에게 월지, 일지, 시지의 해묘미(亥卯未) 삼합(三合)으로
정화(丁火)에게 생(生)을 해주어 열기가 강한 화(火)가 되어 열기를
빼주지 못하여 건성피부이므로 봄과 여름에는 수분공급과 외출 후
귀가하여 즉각적인 진정관리가 매우 중요한 피부이다.

⑧ 다음의 사례는 충이 되어 오행의 주체인 일간에
좋지 않은 사례

사례. 지지의 충으로 건성이면서 트러블피부
(오행의 주체는 병화)

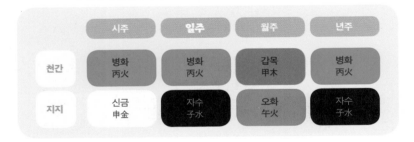

	시주	일주	월주	년주
천간	병화 丙火	병화 丙火	갑목 甲木	병화 丙火
지지	신금 申金	자수 子水	오화 午火	자수 子水

  이 오행의 주체인 병화(丙火)는 양의 화로 물질적 의미로 태양인
데 한여름인 오월(午月, 5월)에 태어나 더욱 강하며 전체 오행 구성을
보면 화(火)가 강하므로 토(土)와 금(金) 관리하면서 수(水)도 함께 관

리하면 좋은 오행이다. 수(水)가 있지만 자오충(子午沖)이 되어 수(水)가 부족하기 때문이다.

병화의 피부타입은 건성피부이며 중년기 전까지는 약간의 트러블도 있으며 계절별 관리에서는 봄, 여름에 수분관리에 포커스를 두면 좋다. 세부적인 관리방법은 얼굴관리 시 토(土)부위인 코와 금(金)부위인 오른쪽 볼과 수(水)부위인 귀와 턱 주위를 세심하게 관리해 주며 바디관리 시 금(金)부위인 가슴과 팔, 수(水)부위인 등관리를 할 때 좀 더 세심하게 해주면 좋다.

이 고객의 경우 화(火)가 많으므로 식생활습관에서 인스턴트식품은 줄이고 충분한 수분섭취를 해주면서 강한 열기를 식혀줄 수 있는 토(土)의 식품인 수분을 함유된 과일을 섭취하는 게 피부에도 도움이 된다고 했더니 평소 과일을 좋아한다고 했다. 또한, 피부관리도 꾸준한 관리가 좋긴 하지만 봄과 여름에 수분을 공급하면서 열기를 식혀줄 관리를 해주는 것이 좋다고 조언을 했더니 봄과 여름에는 자주 관리를 받으러 왔다. 이렇듯 우리 몸은 내가 필요한 것을 알고 행동한다는 것을 알 수 있다.

화장품은 콜라겐, 히알루론산 등의 수분제품과 주름관리 제품을 사용하면 좋다.

2장

피부의
구조와 기능

피부의 정의

피부는 신체의 가장 큰 단면적을 가진 1차 면역기관으로 외부의 물리적, 화학적, 생물학적 자극으로부터 신체를 보호 기관으로 표피, 진피, 피하조직 3층 구조로 되어있으며 피지선, 한선, 모발, 조갑 등의 부속기관이 존재하며 중량은 성인 체중의 약 16%를 차지하며 표면적은 약 1.6~1.8㎡로 두께는 1.5~4㎜로 표피가 0.1~0.2㎜로 A4용지 한 장의 두께이며 진피는 1~3㎜이다. 피부 중 발바닥, 손바닥은 가장 두꺼운 부분이고 눈꺼풀, 고막, 외음부는 가장 얇다.

3층 구조인 피부를 집에 비유하면 지붕에 해당하는 것이 표피(表皮, 겉에 있는 피부)이며 피부관리사가 하는 영역이다. 진피(眞皮)는 진짜피부로 상처가 났을 때 피가 나는 혈관, 땀을 분비하는 땀샘과 피지를 분비하는 피지선, 주름과 탄력을 관여하는 세포가 모두 진피에 있으며 피부과 영역으로 집안의 여러 가지 가구들(냉장고, 세탁기, TV, 컴퓨터, 소파 등)에 비유할 수 있으며 바닥이 피하지방에 해당한다. 그러므로 시간이 흐르면서 외부의 자극인 비와 바람 등에 의해 지붕에 조금씩 금이 가서 천장에 얼룩이 진다면 이때 지붕을 보수해야 하는

데 방치하면 방 안으로 물이 떨어지기 시작해 방바닥이 얼룩지면서 집안의 가구들도 물에 잠겨 못 쓰게 될 것이므로 오랜 기간 가구와 집을 잘 사용하기 위해서는 미리 보수를 해야 하듯이 피부도 피부관리사의 영역인 표피를 잘 관리해야 진짜 피부(진피)를 보호해서 노화예방을 할 수 있다.

인체가 자연적인 노화에 의해 진행되는 것을 완전히 막을 수는 없지만 노화를 예방할 수 있는 생활습관을 바꾸면 노화는 지연시킬 수 있듯이 인체의 가장 큰 단면적이면서 1차 면역을 담당하는 피부의 노화를 예방하기 위해 지나친 자극이나 마찰(뽀드득하게 씻는 세안과 목욕습관)을 최소화시켜 건조, 색소침착, 주름 등을 예방하는 것이 중요하다.

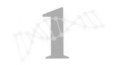

피부의 구조

- **표피**(Epidermis)

표피는 피부의 가장 표면에 있는 층으로 외배엽에서 발생되고 혈관과 신경이 없으며 중층편평상피로 구성되어 각화되는 과정에 따라 유핵층(살아있는 세포)인 기저층과 유극층, 무핵층(죽어있는 세포)인 과립층, 투명층, 각질층의 5개 층으로 구성되어 있으며 기저층에서 세포분열 하여 각질층으로 올라와 각질이 교체되는 28일의 각화과정(Keratinization)이 진행될 때 정상피부이다. 그런데 예민피부의 각화과정은 7~20일 정도로 짧고, 노화피부는 60~76일 정도로 길어서 각질이 탈락속도가 늦어져 피부가 두껍고 재생속도가 느려져 주름이나 잡티 등이 많아지므로 주기적인 관리를 통해 피부의 혈액순환을 촉진시켜 각화주기를 정상화시켜야 한다.

표피 구성세포는 각질을 만들어 내는 각질형성세포가 있으며, 피부색을 결정지으며 색소를 만들어 내는 멜라닌형성세포, 항원을 인식하여 면역을 담당하는 랑게르한스세포와 촉각을 감지하는 머켈세포가 있다.

▪ 기저층

표피의 가장 아래층에 위치하는 단층의 원주형 세포 즉, 진피와 경계를 이루는 물결모양으로 구성되어 있으며 각질을 만드는 각질형성세포(Keratinocyte)와 자외선으로부터 피부를 보호하는 색소를 만드는 멜라닌형성세포(Melanocyte)가 4:1~10:1의 비율로 존재하며 70%의 수분으로 구성되어 있고 진피의 모세혈관으로부터 산소와 영양분을 공급받아 세포분열을 하여 새로운 세포를 형성한다. 또한, 신경세포와 연결되어 촉각을 감지하는 머켈세포가 있다.

▪ 유극층

표피 중 가장 두꺼운 층으로 6~10층의 다각형의 유핵세포로 데스모좀(Desmosome)이라는 세포 사이의 접착단백질로 연결되어 면역을 담당하는 랑게르한스세포(Langerhans cell)가 존재하여 림프액을 통해 세포 사이에 물질교환이 이루어져 피부의 영양에 관여하는 물질대사가 일어나며 70%의 수분을 함유하고 젊고 건강한 피부일수록 두꺼우며 노화가 되면 얇아진다.

▪ 과립층

3~5층으로 실질적인 각질화 시작되는 층으로 세포 내에 과립모양의 케라토하이얼린(Keratohyalin)이라는 단백질로 채워진다. 이때 세포가 30%로 수분을 잃어 평평해지며 핵이 파괴되어 세포가 납작해진다. 또한 중요한 수분저지막(Barrier zone)이 있어 체내의 수분이 증발되는 것을 막아주며 외부의 유해물질이 피부 속으로 침투하는 작용을 억제한다. 만약 이 기능이 없다면 피부는 트러블에서 벗어날 수 없다. 또한 사람이 물속에서 장시간 수영을 하더라도 몸이 붓지 않는 이유이다.

▪ 투명층

2~3층으로 엘라이딘(Elaidin)이라는 반유동성 물질을 함유하고 있어 수분침투를 방지하며 자외선을 반사하는 성질이 있어 멜라닌색소가 올라오지 않아서 색소침착 되지 않으며 일반적으로 손·발바닥에 존재하므로 강렬한 자외선에 노출되어 눈부실 때 손등이 아닌 손바닥으로 가려야 한다. 또한, 피부 중 가장 두꺼운 부분이므로 인간이 직립보행으로 걸을 때 하중이 발바닥에 집중되며 물건을 손으로 잡을 때도 안전하게 잡을 수 있도록 되어있는 것이다.

▪ 각질층

피부의 가장 바깥쪽에 위치해서 단백질 방어막을 형성하여 피부를 보호하는 작용을 한다. 주성분은 케라틴단백질(58%), 지질(11%), 천연보습인자(Natural moisturizing factor)로 구성되어 있어 박테리아나 세균의 번식을 막는 역할을 하며 수분보유량을 조절하여 피부 건조를 방지한다. 또한, 10~30%의 수분을 함유하고 있으며 10% 이하가 되면 건조한 피부가 된다. 정상적인 각질은 평균 20층으로 겹겹이 쌓여있으며 표면으로 갈수록 편편한 모양을 띠며 일정 기간 머물다가 떨어져 나가며 각질세포는 벽돌건물의 시멘트처럼 라멜라구조로 되어 세포와 세포 사이를 단단하게 결합시켜 외부의 이물질의 침투 및 수분증발을 방지하여 피부를 보호하는 세포간지질이 존재한다. 이 세포간지질의 구성성분 중 40~50%를 차지하는 세라마이드는 건선과 아토피피부에 도움을 주는 성분이다. 그런데 일상생활에서 샤워 시 바디클렌저나 비누로 씻어도 충분히 노폐물은 제거되는데도 불구하고 이태리타월로 각질을 밀어내어 보호되어야 할 각질이 제거되면서 천연보습인자가 함께 제거되어 피부의 보호 장벽이 손상되고 피부는 더욱 건조해지며 각질은 다시 들뜨게 되므로 평소 생활습관이 중요하다.

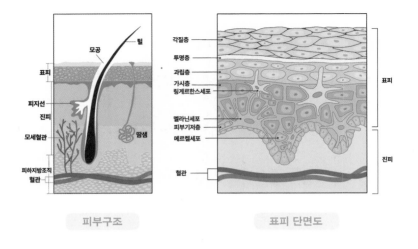

| 피부구조 | 표피 단면도 |

- ### 진짜피부인 진피(Dermis)

피부의 90%를 차지하고 있으며 두께는 0.5~4mm로 표피보다 약 10~40배로 두꺼우며 진피층의 경계가 명확하진 않지만 유두층과 그물모양의 망상층으로 나누어져 있다.

유두층에는 모세혈관, 림프관, 신경이 분포되어 있으며 감각기관이 위치하여 피부에 영양과 산소를 공급하며 신경자극을 전달하는 역할을 한다.

망상층에는 그물모양의 아교질이라는 섬유성 단백질로 구성된 결합조직인 **교원섬유**(Collagen)가 진피의 90%를 차지한다. 또한, 콜라겐은 진피에 수분을 저장하는 기능이 있어 '피부 저수지'라고 말한다. 콜라겐은 3가닥의 아미노산 나선구조로 되어있는데 1개의 아미노산 분자가 약 1,000개의 물 분자로 되어있다. 즉, 콜라겐은 3,000개의 물 분자를 함유하기 때문이며 콜라겐은 진피 외에도 힘줄, 연골, 뼈 등에도 존재하므로 노화가 될수록 콜라겐 함량이 줄어들어 주름생성뿐만 아니라 인체에 노화가 되는 것이다. 망상층의 두 번째는 콜라겐에 비하여 가늘고 **굴절성 및 신축성이 있는 탄력섬유(Elastin)라는 단백질**이 치밀하게 구성되어 있어서 원래 길이의 1.5배까지 늘어난다. 그런데 갑자기 살이 찌거나 임신 등의 원인으로 피부지방이 증가하면 엘라스틴이 끊어져 튼살이 생기며, 엘라스틴(탄력섬유) 역시 변성되면 노화가 촉진된다.

피부의 구조

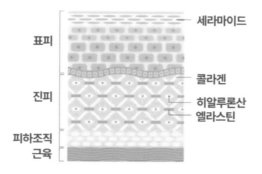

특히 일상생활에서 외인성 노화의 80% 차지하는 강한 자외선 노출 시 콜라겐과 엘라스틴이 변성되어 주름이 생성되고 탄력이 저하되어 노화를 더 가속화시킨다. 이는 같은 연령대에 농·어촌에

거주하는 사람이 도시에 거주하는 사람보다 훨씬 더 주름이 많으며 스포츠 분야도 실내 스포츠인 농구나 배구보다 야외 스포츠인 축구선수들이 더 주름이 많은 것을 볼 수 있으므로 외출 시 자외선 차단제 사용은 필수이다.

- **피하조직**

진피의 아래층에 위치한 벌집모양의 엉성한 결합조직으로 많은 지방세포가 있어서 추운 겨울 체온의 손실을 막아주는 절연작용하며 외부의 압력이나 충격완화작용, 영양분과 에너지를 저장한다. 또한, 여성호르몬과 관계가 있으므로 남자보다 여성은 신체의 볼륨을 주어 곡선미를 주며 윤곽을 부드럽게 한다.

- **피부의 기능**

첫째, 외부의 물리적, 화학적인 자극으로부터 보호하는 기능이다. 예를 들어 외부의 충격이 가해졌을 때 진피의 엘라스틴과 피하지방이 있어서 의자나 바닥에 앉을 때 체중에 의한 압력으로부터 보호를 하며 표피의 각질층 또한 우리가 일상생활을 할 때 하이힐의 구두나 조이는 신발 신거나 물건을 잡을 때 사용하는 손과 발이 압력과 마찰이 가해지면 굳은살이 생기면서 보호하는 것이며 또한, 대기오염물질과 병원성 미생물 등의 유해인자와 일상에서 쉽게 접하는 여러 화학적 성분, 강한 자외선으로부터 피부의 케라틴이라는 '각질'과 '멜라닌색소'가 존재해 피부를 보호한다.

둘째, 체온조절기능을 한다. 체온이 상승할 경우 모세혈관, 한선이 확장되어 땀으로 배출시켜 열의 발산을 통해 체온을 낮춰주며, 체온이 저하되는 경우는 혈관이 수축되면서 열 발산을 억제하고 땀의 분비가 줄어들며 체온을 상승시켜 36.5°로 유지 시켜준다.

셋째, 피지선에서 피지가 분비되며 한선(땀샘)을 통해 체내 노폐물이 땀과 함께 체외로 배출하는 분비 기능 및 배출기능을 가지며 피지와 땀이 섞여서 약산성 피지막을 형성하여 수분증발과 세균으로부터 피부를 보호한다.

넷째, 감각기능이다. 피부는 1cm^2당 통각은 100~200개, 압각 6~8개, 온각 1~2개, 냉각 10~12개, 촉각 25개 정도의 감각수용체가 존재한다. 이 중에서 1cm^2당 가장 많이 분포하는 것이 통각이므로 일상생활에서 약간의 부딪힘이 있을 때 아픔을 느끼게 되는 것이며, 가장 적게 분포된 것이 온각이므로 목욕탕에서 사우나를 즐길 수 있으며 노령자는 목욕탕의 뜨거운 탕 속에서 시원하다는 말을 한다.

다섯째, 자외선 조사 시 칼슘과 인의 흡수율을 도와줘 뼈를 튼튼하게 해주는 비타민D를 합성기능이 있으므로 일상생활에서 하루에 30분 정도는 야외에 나가서 산책을 즐기는 것이 골연화증이나 구루병 등을 예방할 수 있다.

여섯째, 흡수기능이다. 매일 세안이나 샤워 후 사용하는 화장품의 유효성분의 흡수경로는 표피의 피부와 모공, 피지선, 한선으로 흡수된다. 그래서 화장품을 도포할 때 세안 후 즉시 토너를 바르고 에센스와 같은 고농축 영양성분을 바른 것이 효과적이다. 예를 들어 잉크를 종이를 떨어뜨려 보면 건조한 상태의 종이보다 물에 젖은 상태의 종이 떨어뜨리면 흡수 빠른 원리이며 또 다른 원리는 스킨의 구성이 물로만 만들어진 것이 아니라 물에 소량의 오일이 들어간 상태로 만들어졌기 때문에(가용화) 다음 단계의 제품이 흡수가 잘되는 것이다. 왜냐하면, 스킨을 바른 후 크림을 바르면 잘 흡수가 되는데 크림을 바른 후 스킨을 바르면 겉도는 것이 그것이다. 그래서 화장품은 수성성분과 유성성분에 계면활성제를 넣고 기타성분(보습제, 방부제, 색소, 향료 등)으로 만들어지는 것이다. 그런데 이러한 화장품의 유효성분이 피부에 흡수되는 정도는 미미하며 100% 중 10~20% 정도만 흡수된다. 이것은 피부흡수의 저해요소인 피지막, 세포간지질, 수분저지막, 기저세포막 등의 보호 장벽이 있기 때문이며 이러한 피부보호 장벽이 없다면 외부의 유해물질이 쉽게 침투되어 트러블을 야기시킨다. 또 다른 흡수기전은 피부는 열을 가하면 유효성분이 더 잘 흡수가 된다. 왜냐하면, 피부는 더우면 체내 열을 발산하기 위해서 모공을 열고 추우면 모공을 닫아서 열을 뺏기지 않도록 한다. 예를 들면 추운 겨울철 입모근이 수축되어 소름이나 털이 서는 경우가 그러하다. 그래서 피부관리실에서 발열을

오행피부, 나의 피부타입은 무엇일까?

일으켜서 하는 석고 마스크를 한다. 두 번째는 인체는 전도체이므로 기기를 이용하여 흡수시키는 것이다.

일곱 번째, 호흡기능이다. 인체의 호흡은 폐가 하지만 폐호흡의 1% 정도 피부를 통해 호흡한다. 이를 느낄 수 있는 것이 평소 메이크업을 하지 않다가 특별한 날 메이크업을 한 경우 얼굴이 답답함을 느끼게 되는 것이다. 그러므로 외출해서 귀가한 후 항상 깨끗하게 클렌징을 하여 피부 호흡을 도와주는 것이 좋다.

- **피부부속기관**

■ **한선**(땀샘)

한선의 위치는 피부구조를 보면 진피와 피하지방의 경계 부위에 있으며 체온조절의 중요한 역할을 한다. 그래서 체온이 올라가면 땀을 배출시켜 36.5°의 체온을 유지시켜 준다. 또한, 체내의 수분이나 노폐물 배출하여 신장의 보조 역할을 해주며 피부표면에서 피지와 함께 약산성 피지막을 형성하는 것에도 도움을 주며 성인의 경우 하루에 약 $700 \sim 900cc$ 정도의 땀을 분비한다. 이러한 땀샘은 **소한선**(작은 땀샘, 에크린선)과 대한선(큰 땀샘, 아포크린선)으로 나누어지며 땀샘의 이상 분비로 나타나는 증상은 소한증(신경계질환의 원인으로 땀의 분비가 감소되는 증상), **다한증**(자율신경계이상으로 필요 이상으로 땀을 많이 분비하는 증상), **한진**(땀띠, 한선의 입구가 막힌 상태로 습열, 세균감염, 자외선, 비누 등의 자극 과다가 원인)이 있다.

소한선은 일반적으로 알고 있는 땀으로 피부표면에 직접 분비되는 것으로 체온조절에 관여하는 온열성 발한과 일상에서 교감신경이 항진되어 긴장했을 때 분비되는 땀으로 흔히 '식은땀'이라고 하는 정신적 발한이 있다. 이 땀샘은 입술과 생식기를 제외한 전신에 분포되어 있으며 손바닥과 발바닥, 이마에 많이 분포되어 있다. 그래서 매운 음식이나 뜨거운 음식을 먹으면 이마에 땀이 배출되며 긴장할 때 손바닥에 땀 분비가 많아지는 것을 볼 수 있다. 또한, 구성성분은 99%의 수분과 염분, 젖산 등으로 구성되어 있으며 무색, 무취이다.

대한선은 모낭(털의 구멍)에 연결되어 모공을 통해서 피지와 결합되어 분비된 땀으로 출생 시 생겨나지만 정상적인 분비는 2차 성징이 되는 사춘기 때 분비가 되며 주로 체모가 나는 부위인 겨드랑이, 항문, 생식기, 유륜 등에 분포하며 액취증(암내)이라는 냄새가 있으며 유백색을 띤다. 이러한 대한선도 분비될 때는 냄새가 없는데 분비된 후 세균에 의해 분해되어 냄새가 나며 남성보다 여성에게 더 많으며 인종적으로는 흑인이 가장 많다. 그래서 유 · 아동기의 아이들은 활동이 많아 땀을 많이 흘려도 냄새가 나지 않지만, 사춘기 이후 성인들은 활동이 많아 땀을 흘리면 냄새가 나는 것을 보면 알 수 있다. 또한, 대한선이 분비됨으로써 원시시대에는 여성이 남성을 유혹할 때 개인의 냄새로 유혹하는 것이었으며 현대사회에서는 향수로써 변화된 것이다. 하지만 최근 남녀 모두 위생개

넘이 뚜렷해져 왁싱(제모, 털을 제거)해서 깨끗함과 아름다움을 함께 누리고자 하는 사람들이 많아서 왁싱샵이 성행하고 있는 추세이다.

▪ 피지선

진피에 존재하며 모낭과 연결된 포도송이 모양의 분비선으로 모공 중간부위에 위치하며 1일 분비량은 약 1~2g 분비되며 피부에 수분증발 방지작용, 살균작용, 유화작용으로 피부에 약산성 피지막을 형성하여 보호해 주는 역할을 해준다. 또한, 피지선은 사춘기 때 분비되기 시작하는 남성호르몬인 테스토스테론이 피지선을 자극하여 피지분비가 시작하며 남성은 정소와 부신피질에서 분비되며 여성은 난소와 부신피질에서 분비되는 비율은 남성은 $100ml$당 약 0.6~$1.0\mu g$이 분비되고 여성은 약 $0.1\mu g$이 분비되므로 남성과 여성의 비율이 10:1 비율로 남성이 많이 분비되므로 남성의 피부가 지성피부가 많은 것이다. 신체를 보면 손바닥과 발바닥에는 피지선이 없으며 얼굴과 두피에 피지선이 가장 많이 분포되어 있고 목, 가슴, 등부위에 많이 분포되어 있으며 사지 말단(팔과 다리)에는 분비량이 적으므로 겨울이 되면 팔과 다리에 각질 들뜸이 보이며 소양증(가려움증)이 발생하는 것이다. 또한, 입술과 눈가에는 독립 피지선이 존재하여 모낭과 무관하게 연결되어 있으므로 눈 주위가 노화가 빠르며 입술이 쉽게 건조해지는 것이다. 이외에 피부부속기관으로 손·발톱, 모발이 있어서 피부를 보호하면서 외모를 아름답게 만들어 준다.

2

피부타입

피부타입의 분류는 피지분비량의 유무로 지성피부, 건성 피부, 정상피부와 복합성피부로 나누어지며 민감성피부와 여드름의 트러블피부로 분류된다.

- **정상피부**(Normal skin)

피지선과 한선의 기능이 정상적인 상태로 유·수분량이 적절하게 분포되어 있으며 피부 조직의 상태와 피부의 생리기능이 모두 정상적인 상태로 가장 이상적인 피부상태이다. 현재의 상태를 유지하기 위해 주기적인 보습과 보호관리 해주며 계절, 환경, 스트레스에 민감하므로 평소 규칙적인 식생활습관을 가지며 여름에는 산뜻한 기초화장품, 겨울에는 보습력을 높여주는 화장품을 사용하면서 외출 시 반드시 자외선차단제를 도포하여 자외선으로부터 광 노화를 예방한다. 콜라겐, 히알루론산, 비타민A, C 등의 보습성분과 콜라겐 생합성과 멜라닌 생성억제에 도움을 주는 제품을 사용한다.

| 〈정상피부 체크리스트〉 3개 이상이면 정상피부 |

정상피부 특징	예	아니오
피부가 번들거리지 않고 윤기가 있어 보이며 피부톤이 밝다.		
피부 탄력이 있으며 혈액순환이 잘된다.		
화장의 지속력이 좋다.		
색소침착이나 여드름이 없다.		
피부표면이 매끈하며 촉촉해 보인다.		

- **건성피부**(Dry skin)

각질층의 수분이나 진피의 수분이 부족한 상태 또는 유·수분량이 모두 부족한 상태로 표피의 각질층 수분량이 10% 미만으로 저하 된 피부로 각질이 쉽게 들뜨고 세안 후 당기며 표피의 두께가

얇으며 모공이 작고 잔주름이 있으며 저항력이 약하여 외부 자극에 쉽게 붉어진다. 그러므로 아침에는 가볍게 미온수로 세안하며 샤워 후 바디로션을 도포하여 건조를 예방하며 외출 후 귀가하여 클렌징로션으로 메이크업을 자극 없이 지워주며 지나친 냉·난방 기기 사용을 주의하며 잦은 사우나 피하며 평소 이뇨작용을 유발하는 커피를 마신 후에는 충분한 수분을 섭취하며 세안 후 즉시 토너와 에센스, 아이크림을 사용하여 잔주름을 예방하고 인공 피지막을 형성하는 크림을 사용한다. 외출 시에는 반드시 자외선차단제를 도포하여 자외선으로부터 광 노화를 예방하며 기초화장품은 세라마이드, 콜라겐, 히알루론산, 알로에, 솔비톨, 소듐PCA, 아미노산, 호호바 오일 등의 성분을 들어있는 화장품을 사용하여 유·수분을 공급해 준다.

| 〈건성피부 체크리스트〉 2개 이상이면 건성피부 |

건성피부 특징	예	아니오
· 세안 후 피부가 당긴다.		
· 화장이 들뜬다.		
· 모공이 거의 보이지 않으며 잔주름 있다.		
· 피부표면이 얇아 보이며 외부의 자극에 쉽게 붉어진다.		
· 피부에 윤기가 없어 보이며 탄력이 없다.		
· 각질 들뜸이 있다.		

- **지성피부**(Oily skin)

정상피부보다 피지분비량이 많아서 화장이 쉽게 지워지며 얼굴톤이 칙칙하고 각질이 두꺼우며 여드름 발생도 많은 피부이다. 특히 피지는 사춘기 이후 성호르몬의 영향으로 남성피부가 여성보다 훨씬 많다. 또한, 일상생활에서 적당한 스트레스는 생활에 활력을 주지만 지나친 스트레스는 '코티졸'이라는 호르몬이 분비되어 외부의 자극으로부터 방어하려고 하는데 이는 피지선을 자극하므로 피지분비량이 증가하게 되며 활성산소를 생성하여 콜라겐을 감소시켜 피부에 보습력을 저하시키므로 자신만의 스트레스 해소 방법을 가지는 것도 중요하다.

평소 식생활습관도 지나친 고지방 식품이나 인스턴트식품, 당분이 많은 식품을 과잉 섭취 시 인슐린 분비를 높이게 되는데 이것은 피지선을 자극하므로 악순환이 반복되므로 사춘기의 청소년기에는 특히 주의하는 것이 좋으며 신진대사를 촉진시켜 주는 비타민 B2와 피지조절에 도움을 주는 비타민B6와 항산화비타민인 C도 함께 섭취하면 좋다. 또한, 피부 세포가 재생되는 시간은 밤 10시에서 새벽 2시에 가장 활발하게 일어나므로 이 시간에 수면을 취하는 것이 낮 동안 외부의 유해물질로부터 손상받은 세포가 재생이 활발하게 일어나 세포의 각화주기를 원활하게 해줘 건강한 피부를 유지시켜 주므로 수면 습관이 중요하다.

세안습관은 지나치게 뽀드득하게 씻는 게 아니라 약산성 세안제

로 충분한 거품을 내어 자극 없이 피지분비가 많은 T존 부위는 좀
더 꼼꼼하게 세안해 주며 세안 후 반드시 수분함량이 많고 피지를
조절하는 성분이 들어간 화장품을 사용하는 것이 좋다. 일반적으로
지성피부인 경우 번들거림이 싫어서 세안 후 아무것도 바르지 않
는 경우가 많은데 이는 오히려 유·수분의 밸런스를 깨뜨려 피지
분비량을 증가시키게 된다.

　기초화장품은 피지조절 및 각질제거, 진정에 도움을 주는 성분인
클레이, 위치하젤, BHA, 설퍼, 캄퍼, 글리시리진산, 아줄렌, 유칼립
투스, 티트리, 시카 등의 성분의 제품을 사용한다.

| 〈지성피부 체크리스트〉 2개 이상이면 지성피부 |

정상피부 특징	예	아니오
· 모공이 크다.		
· 피부가 번들거리며 피부톤이 칙칙해 보인다.		
· 피부표면이 두꺼워 보인다.		
· 블랙헤드가 있으며 여드름이 잘 생긴다.		
· 화장이 쉽게 지워진다.		

- **복합성피부**(Combination skin)

피부에 두 가지 이상의 피부타입이 나타나는 것으로 T존(이마와 코부위)은 피지분비량이 많아서 번들거리고 U존은(볼부위)은 당기는 증상이 있으면서 외부 자극에 민감하게 반응 증상도 동반되는 피부타입이다. 그러므로 홈케어관리 시 T존은 피지조절관리를 통해 청정관리 해주며 U존은 보습관리의 제품을 사용해 밸런스관리를 해준다.

| 〈복합성피부 체크리스트〉 2개 이상이면 복합성피부 |

정상피부 특징	예	아니오
· T존은 번들거리고 U존은 당긴다.		
· 특히 눈 주위에 잔주름이 많다.		
· 부분적으로 염증과 붉음증을 동반한다.		
· T존은 모공이 크다.		

- **민감성피부**(Sensitive skin)

얼굴에 모세혈관이 보이고 외부 자극에 민감하게 반응하여 쉽게 붉어지고 열이 발생되어 건조를 가속화시키며 피부 저항력이 약해 트러블 등의 염증이 자주 발생하는 피부이다. 일상생활에서 자극을 줄여주는 것이 중요하며 충분한 보습과 진정관리 해주면서 면역력을 높여줘야 한다. 화장품은 알코올이 적게 함유된 제품과 알레르기 유발 제품 사용은 자제하며 히알루론산, 콜라겐, 아줄렌, 알로에, 판테놀, 알란토인, 캐모마일, 위치하젤, 감초, 비타민P, K등의 진정과 보습, 혈관을 강화하는 성분의 제품을 사용하면서 세안이나 마사지 시에도 가볍고 짧게 해주는 것이 좋다. 또한, 자극적인 식품을 과잉 섭취 시 피부가 더 민감해지므로 주의한다.

| 〈민감성피부 체크리스트〉 2개 이상이면 민감성피부 |

정상피부 특징	예	아니오
· 뺨이 쉽게 붉어지거나 붉음증이 있다.		
· 얼굴에 모세혈관이 보인다.		
· 피부표면이 얇아 보인다.		
· 세안 후 당김이 심하며 각질이 보인다.		
· 얼굴에 자주 열이 나며 따가운 느낌이 있다.		

· **여드름피부**

과잉 분비된 피지가 표피의 각질에 의해 외부로 배출되지 못하고 모공 속에서 염증을 유발하는 것으로 **만성피지선염증질환**이다. 정상피부는 각질을 분해하는 효소가 많아서 하루에 한 장씩 탈락이 되는데 여드름피부는 이 각질분해효소가 적어서 모공 속에 각질비후현상(Retention hyperkeratosis)이 문제이다. 이럴 경우 피지분비가 원활하지 않으며 모공 속에서 각질과 피지가 엉켜서 여드름이 되는 것이다.

▪ **여드름의 발생기전**

성호르몬(testosterone) → Dihydrotestosterone → 피지선 자극 → 피지분비 촉진 → 모공 속 각질비후현상 → Micro comedo(작은 여드름, 육안으로 보이지 않으며 만져지지 않음) → Mature comedo(성숙여드름으로 육안으로 보임)

※ 마이크로 코메도(육안으로 보이지 않는 여드름)에서 머츄어 코메도(눈으로 보이는 여드름)가 되기까지 90일의 시간이 경과되므로 여드름관리는 3개월 정도 꾸준히 관리를 받아야 효과를 볼 수 있다.

▪ **여드름의 원인**

① **호르몬**

사춘기가 되면 안드로겐이라는 남성을 상징하는 호르몬이 분비되는데 이 중에서 90%를 차지하는 대표적인 호르몬이 테스토스테론의 성호르몬으로 남성은 고환과 부신(9:1)에서 여성은 난소와 부신(5:5)에서 분비가 되는데 남·여 모두 분비가 되나 남성은 고환에서 일정하게 분비가 되므로 상대적으로 영향력이 약하나 여성은 주로 부신에서 분비되기 때문에 영향력이 크며, 분비된 테스토스테론이 혈중에서 효소 작용에 의해 디하이드로테스토스테론(DHT)로 변환되어 피지선을 자극하여 피지분비를 촉진시키게 된다. 또한 여성호르몬의 하나인 배란기에 분비되는 프로게스테론(황체형성호르몬)도 피지선을 자극하여 피지분비를 촉진시키므로 여드름을 악화시키는 원인이 된다. 그러므로 임신 초기에는 피부에 자극을 주지 않은 것이 좋으며 생리일 7일~10일 전에 여드름이 악화되는 경우가 많으므로 생리일 14일 전부터 머드계열의 팩을 이용해 피지를 제거해 주면 조금 완화시킬 수 있다.

② 유전적인 원인

성호르몬인 테스토스테론은 사춘기가 되면 모든 사람이 분비가 되어 피지분비를 증가시킨다. 그러나 모든 사람이 피지분비가 많은 지성피부가 되지 않는다. 이는 피지선의 반응 정도가 다르기 때문이다.

③ 모공(Folicle)

모공은 털이 자라는 모공과 피지분비가 많은 모공으로 나누어진다. 그래서 머리카락이나 남성의 수염부위에 여드름이 있는 경우는 없다. 왜냐하면 털이 성장하는 시기인 경우 피지분비가 적으며 각질과 피지가 모공을 막으려고 하더라도 자라나는 털이 위로 밀어내어 모공이 막히지 않게 해준다. 그러나 피지가 분비가 많은 코 부위는 블랙헤드가 생성된다.

④ 스트레스

일상생활에서 적절한 스트레스는 건강에도 좋지만 지나친 경우는 여러 가지 병변을 일으키듯이 스트레스가 과한 경우 코티졸이라는 스테로이드 호르몬이 분비되어 피지선을 자극하여 여드름이 생기게 된다.

⑤ 박테리아

여드름이 붉게 염증이 생기는 것은 코리니박테리아(Corynebacteria)라고 불리는 혐기성 박테리아에 의해 피지가 유리지방산으로 분해되기 때문에 발생하는 현상으로 정식 균의 명칭은 프로피오니박테리움(Propionibacterium)으로 산소를 싫어하는 혐기성 세균으로 모공 안에서 모낭 벽을 파괴하여 염증을 일으키며 심할 경우 진피층까지 농을 형성하여 흉터를 만들게 된다.

▪ 여드름의 진행과정

여드름이 83%가 유전적인 요인이라고 미국의 피부과 의사인 필스버리 박사가 사용했던 여드름 등급을 닥터 홀턴이 4단계로 나누어서 정의하였다.

1단계 여드름은 비화농성 여드름 즉, 면포(Comedo)단계로 화이트헤드나 블랙헤드로 염증이 없는 상태로 심하지 않아서 유전적인 요인이 아니라면 피지조절과 각질케어를 잘해주면 좋아지며 피지분비가 활발해지는 사춘기 때 발생한다.

2단계 여드름은 화이트헤드(닫힌 여드름, Closed comedo)로 모공이 닫혀있으므로 각질세포의 응집력을 약화시키는 가벼운 필링제품을 사용하여 관리를 하면 좋다.

3단계 여드름은 염증이 생긴 상태로 구진(Papule)이나 농포 (Pustule)성 여드름과 블랙헤드와 화이트헤드가 섞여있는 상태이다.

4단계 여드름은 비염증성 여드름인 Comedo와 염증성 여드름이 모두 혼합되어 심한 화농성 상태로 흉터를 유발한다. 전문의 치료를 병행해야 한다.

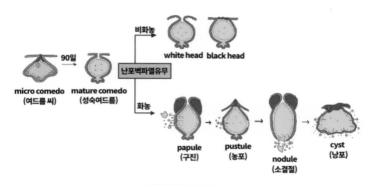

여드름 진행단계

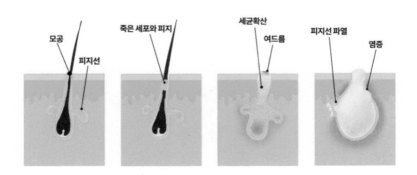

여드름 4단계

오행피부, 나의 피부타입은 무엇일까?

• **1단계인 구진**(Papule) : 구진은 면포에 염증이 동반된 상태로 선홍색이 퍼져있어 있으며 면역세포인 백혈구와 세균이 싸우면서 식균작용을 하는 단계로 가렵고 열도 나고 붉고 아픈 여드름으로 자극을 주는 여드름 압출을 하면 안 된다.

• **2단계인 농포**(Pustule) : 백혈구의 식균작용에 의해 죽은 백혈구와 세균의 시체로 누르스름한 농(고름)이 중심에 있고 주위의 피부가 선홍색을 띠고 있는 상태로 통증이 덜한 상태로 가볍게 압출한 후 여드름 전용 제품으로 관리를 해준다.

• **3단계인 결절**(Nodule) : 난포 벽이 복구되지 않은 상태로 농포와 비슷해 보이나 더 크고 깊으며 만져보면 딱딱하고 속으로 통증이 있으며 검붉은 상태로 압출 시 검붉은 피고름과 농이 같이 나오며 반복적인 외부 자극은 난포 벽을 자극하여 더 악화시키는 요인이 되며 제거되지 않은 상태의 결절은 반복해서 재발하므로 전문가에게 도움을 받아야 한다. 난포 벽이 더 깊게 밑으로 파열되어 있으며 구진보다 붉은 기가 덜한 게 특징이다.

• **4단계인 낭포**(Cyst) : 1개 모공에 백혈구 공격으로 고름이 가득 차서 크고 검푸르스름하며 모공이 안 보이고 말랑말랑하나 통증은 없다. 종기모양, 심한 화농 반응으로 몇 개의 모공끼리 결합하여 큰 형태와 화농 반응이 나타나며 종기처럼 보이며 압출 시 검붉은 피고름이 나오며 피부에 1*cm* 정도의 구멍이 생겨서 흉터를 남긴다.

> ▶ 관리의 포인트는 첫째, 피지조절을 해주며 둘째, 각질제거 셋째, 박테리아생성을 억제하는 제품으로 관리를 해야 한다.
> 이러한 관리는 1~2단계에서 관리를 잘하는 것이 중요하며 데일리 케어가 중요하므로 홈케어 제품을 Non-comedogenic용(여드름을 유발하지 않는 성분의 제품) 제품을 사용해야 한다. 특히 사춘기가 되어 피지분비량이 증가될 때 반드시 여드름관리를 잘하도록 해야 한다.

여드름 등급	
구분	분류
Grade1	화이트헤드(White head), 블랙헤드(Black head)
Grade2	화이트헤드(White head), 블랙헤드(Black head), 구진(Papule)
Grade3	화이트헤드(White head), 블랙헤드(Black head), 구진(Papule), 농포(Pustule)
Grade4	화이트헤드(White head), 블랙헤드(Black head), 구진(Papule), 농포(Pustule), 결절(Nodule), 낭포(Cyst)

- **염증성 여드름의 악화요인**

앞에서 언급한 것처럼 스트레스가 많을 때 피지가 증가되어 난포 벽의 복구 능력이 저하되므로 스트레스 해소 방안을 모색하며 여성의 경우 배란기에 황체형성호르몬인 프로게스테론이 분비되어 각질과 피지분비가 증가되어 심해지므로 배란기 10일 전후에 미리 관리를 해주면 예방할 수 있으며, 수면 부족 시 난포 벽이 복구가 되지 않으므로 세포재생에 도움에 주는 밤 10시에서 새벽 2시에 수면 취하는 게 좋으며 피부에 자극을 주는 압출이나 세안습관은 난포 벽을 파열시켜 더 악화시키는 요인이 되므로 반드시 전문가의 도움을 받으며 홈케어 하시는 것이 좋으며 여드름은 나이가 증가하면 피지분비량의 저하로 스스로 완화가 된다. 하지만 초기에 관리를 못하면 흉터를 남기게 되므로 미리 예방관리를 해주는 것이 좋다.

지성과 여드름피부에는 유수분의 밸런스를 맞춰주며 진정·염증을 억제하며 소염·재생작용이 있는 병풀추출물(마카데미아애씨드, 시카), 붉음증을 완화하며 피지분비조절, 수분공급과 진정시켜 주는 캐모마일과 판테놀, 각질제거에 도움을 주는 AHA(글리콜릭산), BHA(살리실릭산) 등의 화장품을 사용한다.

3

피부와 자외선

    인체의 단위 면적당 가장 큰 면역기관인 피부는 자연적 노화인 내인성 원인과 환경적 노화인 외인성 원인이 더해져 노화의 속도가 더 빨라진다. 시간의 흐름에 따라 진행되는 생리적인 노화는 막을 수 없지만, 외부 환경의 원인은 생활 속에서 충분히 주의하면 노화를 예방할 수 있다.

    하늘에 떠 있는 태양광선은 가시광선 52%, 적외선 42%, 자외선 6%를 차지한다.

    가시광선은 눈으로 볼 수 있는 무지개(빨강, 주황, 노랑, 초록, 파랑, 남색, 보라)를 의미하며 이 가시광선을 중심으로 빨간색 바깥 파장을 적외선(赤外線)으로 열을 내며 보라색 바깥 파장을 자외선(紫外線)이라 한다.

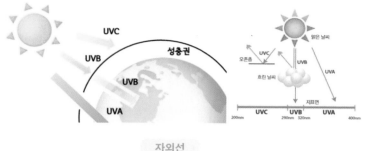

자외선

자외선은 200~400nm로 장파장인 UV(Ultraviolet ray) A는 400~320nm까지로 진피층까지 침투되어 즉각적인 반응은 없지만 장시간 노출 시 콜라겐과 엘라스틴의 변성을 일으키므로 주름생성과 탄력저하, 색소침착을 일으키며 유리창을 통과하는 생활자외선으로 날씨가 흐린 날도 조사되며 중파장인 UV B는 320~290nm까지로 표피의 기저층 또는 진피의 유두층까지 침투되며 단기간에 표피에 화상을 일으킬 수 있기 때문에 일상생활에서 자외선이 강한 여름철에 외출 시 피부가 붉어지는 선번(Sun burn)현상을 일으키며 장기간 노출 시 백내장, 피부암을 유발하며 비타민D를 합성해서 칼슘과 인의 흡수율을 도와주므로 뼈를 튼튼하게 해줘 골다공증을 예방하는 긍정적인 효과도 있다.

UV C는 단파장으로 290~200nm까지며 오존층에서 차단이 되며, 표피의 각질층까지 투과되며 살균·소독작용이 있다. 하지만 최근 대기오염으로 인해 오존층이 파괴되어 생명체에 안 좋은 영향을 미치고 있다.

자외선(Ultraviolet Rays, 200~400㎚)		
UV C(200~290㎚)	UV B(320~290㎚)	UV A(320~400㎚)
· 단파장 · 표피의 각질층 침투 · 오존층 흡수 · 살균작용 · 피부암	· 중파장 · 표피 기저층 또는 진피 상부층 침투 · 일광화상(sun burn, 홍반) · 비타민D 합성 · 백내장	· 장파장 · 진피층 침투 · 주름생성 · 탄력저하 · 색소침착 · 생활자외선 · 유리창 통과

　이처럼 외인성 노화의 원인인 자외선으로부터 보호하기 위해 외출 시 자외선차단제를 사용하며 양산과 선글라스, 모자 등으로 보호하며 자외선이 강한 오전 10시에서 오후 2시 사이와 자외선이 점차 강해지는 봄부터 여름(4월~8월)까지 외출 후 귀가하여 빠른 진정관리를 해주는 것이 좋다.

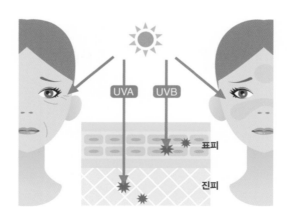

자외선차단제를 구입해서 보면 SPF 숫자와 PA(+++)로 표기되어 있다. SPF는 자외선차단지수(Sun Protection Factor)를 의미 자외선 중 B파장 즉, 홍반(선번)현상을 막아주는 것을 의미하며, 이것을 숫자로 표기한 것이다. PA(Protection factor of A)는 자외선 A파장을 막아주는 것을 의미하며 +기호로 표시한 것으로 PA+(2시간), PA++(4시간), PA+++(8시간)을 의미한다.

SPF는 피부에 자외선차단제를 사용했을 때와 자외선차단제를 사용하지 않았을 때 홍반을 일으키는 자외선의 최소 홍반량(Minimum Erythema Dose, MED)을 구한 후 그 비율로 계산한다.

일반적으로 제품업체에서 SPF 1을 약 15분 정도로 규정한다. 그러므로 자외선차단제를 사용하지 않았을 때 10분 만에 홍반이 발생한 사람이 SPF 15인 자외선차단제를 사용한 경우는 150분간 자외선 차단 효과를 볼 수 있다는 것을 의미한다.

SPF = 자외선차단제를 사용했을 때 MED
　　　 자외선차단제를 사용하지 않은 상태의 MED

　　 = 자외선차단제를 사용했을 때 홍반이 발생할 때까지 소요된 시간
　　　 자외선차단제를 사용하지 않았을 때 홍반이 발생할 때까지 소요된 시간

ex) SPF 30 = 30 × 15분 = 450분(7시간 30분) 동안 UV B에 대해 보호해줘 홍반 현상을 예방한다는 개념이다.

4

피부와 노화

     노화란 인체의 생리적 재생 기능의 점진적인 감소에 의해서 인체 장기조직의 세포 수 감소와 이로 인한 인체의 전반에 걸친 기능 저하라고 할 수 있다. 이러한 인체의 노화와 더불어 피부의 노화도 내인성 노화(자연적인 노화)와 외인성 노화(외부 환경에 의한 노화)로 나누어지며 노화피부는 유분과 수분의 균형이 깨지고 주름생성, 탄력감소, 색소침착 등의 노화가 진행된다.

    첫째, 외부 환경의 변화 없이 시간의 흐름에 따라 진행되는 **자연적 노화**로 피부는 나이가 들면 들수록 진피층의 교원섬유인 콜라겐과 탄력섬유인 엘라스틴과 히알루론산을 만들어 내는 섬유아세포의 작용과 세포의 수가 25세 이후부터는 매년 1% 감소하게 되어 단백질섬유의 합성이 줄어들고 피부 세포 내의 수분이 손실되어 주름이 생성되고 피부의 보습력이 감소하여 주름의 원인이 된다.

둘째, 환경적인 요인인 자외선, 스트레스, 흡연, 음주, 생활습관 등에 의한 **외인성 노화**이다. 이 중 80%를 차지하는 광 노화인 자외선과 열선인 적외선 현재 가장 대두되고 있는 노화이다. 그래서 농·어촌에 거주하거나 아프리카, 고산을 등반하는 산악인들의 피부가 굵고 깊은 주름과 탄력이 저하된 것을 확인할 수 있다. 이것은 자외선이나 적외선은 표피와 진피의 섬유세포가 파괴되어 주름과 탄력저하가 가속화됨을 알 수 있으며 오랜 기간 자외선에 노출된 부위 얼굴, 손등, 목부위 등의 검버섯, 잡티 등의 색소침착 현상이 있는 반면 옷으로 감춰진 부분은 덜하다는 것을 알 수 있다.

셋째, 일상생활에서 생성되는 활성산소이다. 모든 생명체는 공기 중의 산소를 호흡하고 산화시켜 얻어지는 에너지를 이용하여 생명을 유지하는데 이러한 산소가 대사과정에서 불가피하게 세포를 파괴시켜 독성 물질을 만들어서 피부 노화를 가속화시킨다. 그러므로 지나친 음주, 과식, 흡연, 스트레스, 과격한 운동 등의 유해 환경에 노출되는 것을 최소화시켜야 한다.

| 내인성 노화 VS 외인성 노화에 따른 피부 노화 특징 |

내인성 노화	외인성 노화
· 피부의 표피와 진피의 노화가 함께 옴	
· 표피의 각질층이 얇아짐	
· 피부 턴 오버 주기가 길어짐	· 표피의 각질층이 두꺼워짐
· 잔주름생성	· 굵고 깊은 주름생성
· 멜라닌세포 기능 저하로 체모가 희게 됨	· 피부가 건조하며 거칠어짐
· 면역세포(랑게르한스세포)가 감소	· 모세혈관이 확장
· 진피 노화로 콜라겐과 히알루론산등 의 구성물질이 감소	· 불규칙한 색소침착이 많아짐 (검버섯, 잡티, 피부암 등)
· 진피가 위축되어 볼이 꺼짐	
· 현관의 약해 쉽게 멍이 듦	

- 균형 잡힌 건강한 식습관을 가진다.
- 규칙적인 생활습관을 가진다(충분한 수면, 운동).
- 건강기능식품을 통한 부족한 영양분을 보충한다. 특히, 수분공급에 도움을 주는 콜라겐과 히알루론산, 대사과정에 도움을 주는 비타민B와 콜라겐 합성과 멜라닌생성 억제에 도움을 주는 비타민C를 섭취한다.
- 일상생활에서 자외선차단제를 반드시 사용하며 외출시간이 긴 경우 수시로 덧바른다.
- 흡연을 하지 않는다. 담배의 주성분인 니코틴이 혈관을 수축시켜 피부의 혈액순환을 방해하므로 피부의 재생력을 저하시킨다.
- 피부 장벽 강화를 위해 보습력이 높은 기초화장품을 사용한다.
- 충분한 수분섭취와 지나친 냉·난방을 피한다.

5

피부와 영양

피부는 인체의 표면을 감싸고 있는 기관으로 분비, 배설, 감각, 보호 등의 다양한 기능을 하므로 생명을 유지하고 신체의 원활한 기능을 수행하기 위해 반드시 영양소를 골고루 섭취하는 것. 즉, 매일 규칙적인 식생활습관을 가지는 것이 중요하다.

에너지 공급원인 탄수화물, 단백질, 지방을 반드시 섭취하면서 신체조직의 구성물질이며 생리기능과 대사조절에 필요한 비타민과 무기질, 물을 섭취해야 한다.

- **탄수화물**

탄소(C), 수소(H), 산소(O)로 이루어진 유기물로 인체의 주 에너지 원으로 단백질과 지질의 소모에 필요하므로 결핍 시 피부가 거칠어지고 체중이 감소하며 **과잉 섭취 시에는 체질이 산성화로 되어 저항력이 약화되어 피부 건조, 접촉성 피부염 등을 유발할 수 있다. 특히 한국인의 식습관에서 탄수화물의 과잉 섭취 많으므로 나이가 들수록 주의해야 할 부분이다.**

- **단백질**

탄소(C), 수소(H), 산소(O)와 함께 질소(N), 인(P), 황(S)으로 이루어진 유기물로 최종 분해산물이 아미노산으로 된다. 인체를 구성하는 에너지원으로 체내에서 합성이 되지 않으므로 반드시 체외로부터 섭취해야 하는 필수 아미노산인 발린, 류신, 이소류신, 트레오닌, 페닐알라닌, 트립토판, 메티오닌, 리신, 히스티딘, 아르기닌의 10종은 음식으로 섭취를 해야 한다. 왜냐하면 단백질은 인체에서 정상적인 성장과 유지를 위해 필수적인 영양소로 효소, 항체를 생성하여 체내에 침입한 이물질을 파괴해 면역기능을 높여주며 호르몬의 형성에도 도움을 주기 때문이다. 특히, **피부는 콜라겐이라는 단백질조직으로 되어있으므로 나이가 들수록 단백질의 섭취는 피부의**

저항력이 증진되며 윤기와 탄력을 주며 결핍 시 피부와 모발이 거
칠어지며 잔주름과 손·발톱의 이상이 나타나게 된다.

- **지방**

탄소(C), 수소(H), 산소(O)의 화합물로 체내에서 직접적인 에너지
원으로 포화지방산과 불포화지방산으로 나누어지며 피부의 피하
조직이나 특정 부위에 축적되어 절연체의 역할과 외부의 압력이나
충격을 흡수한다. 또한 인체의 세포구성물질인 세포막과 미토콘드
리아를 구성하며 **불포화지방산은 뇌의 구성성분으로 매우 중요한
작용을 하며 피부에서는 피지선의 기능을 통해 피부보호막을 형성
하여 윤기 있는 피부와 탄력**을 준다. 그러나 지나친 포화지방산의
섭취는 비만, 동맥경화, 고혈압 등의 대사질환의 위험성에 노출되
며 모세혈관의 노화현상으로 인해 탄력저하와 피부 트러블을 야기
시킬 수 있다.

- **비타민**

신체의 성장과 체내의 물질대사에 광범위하게 관여하는 미량의
영양소로 신경안정과 면역기능을 강화하는 작용으로 수용성비타민

B와 C, P, H와 지용성비타민인 A, D, E, K가 있는데 특히, **수용성비타민인 C는 25세부터 감소되는 콜라겐의 합성에 관여하며 멜라닌 생성을 억제해 색소침착을 예방하며 면역력 향상, 항산화비타민이기 때문에 섭취하면 좋다.**

- 무기질

신체구성물질 중 산소, 탄소, 수소, 질소를 제외한 모든 물질을 말하며 대부분은 세포 안에서 존재하며 체액의 산과 알칼리의 평형에 관여하며 인체의 물질대사와 조절기능, 효소와 호르몬의 구성요소로 작용해 신경자극전달, 근육의 수축 조절, 심장박동 조절에 관여한다.

- 물

신체의 70%를 차지하는 신체의 주요 구성성분으로 영양소와 노폐물을 운반하며 물질대사의 용매로 작용하며 기관과 관절의 윤활작용을 통해 장기를 보호하며 체온조절기능을 한다.
피부에서 물은 표피의 각질층의 천연보습인자(NMF)와 세포간지질의 수분함유기능을 원활하게 하며 진피층의 무코다당류의 보습

효과를 유지시켜 피부에 탄력을 주며 노화를 예방한다.

이처럼, 균형 잡힌 영양소를 섭취하는 것은 인체의 원활한 혈액 순환과 영양소가 공급되며 노폐물 배출이 원활해져 건강한 피부를 유지할 수 있으므로 식습관이 중요하다.

6

피부와 화장품

　　화장품은 외모를 아름답게 꾸미기 위한 하나의 도구로써 사용 목적에 따라 기초화장품, 메이크업화장품, 모발화장품, 방향화장품, 바디화장품으로 분류되는데 피부미용사로서 피부에 관련된 기초화장품에 대해 알아보고자 한다.

　　화장품은 ① 누구나 사용했을 때 피부에 트러블이 없이 안전해야 하며 ② 제품이 쉽게 변질, 변색, 변취하지 않도록 안정화되어야 하며 ③ 사용감이 좋아야 하며 ④ 피부에 적절한 보습, 노화억제 등의 효과가 있어야 하기에 네 가지 요건을 갖추어서 출시되어 있기 때문에 자신에게 맞는 질감과 향을 선택해서 사용하면 된다. 또한,

2008년 10월 8일부터 소비자의 알 권리를 위해 제품 라벨지에 전성분 표시가 의무화되어 있기 때문에 특정물질에 알레르기가 있는 경우는 확인하고 사용하면 된다.

현재 국내 화장품 시장의 기술력이 매우 높아서 해외로 수출하며 한류 문화로 인기가 높은 편이므로 안심하고 사용하자.

신체에서 노출된 부위인 얼굴을 보면 트러블과 노화 정도를 알 수 있다. 피부는 피지선과 한선의 기능으로 유수분의 밸런스를 가지고 있어서 피부를 외부의 자극으로부터 보호하면서 재생력이 있지만 나이가 들수록 재생능력이 저하되어 안색이 칙칙해지고 당기면서 주름과 탄력저하 등의 문제가 생기게 되므로 기본적인 노화예방을 위한 매일 사용하는 기초화장품의 사용이 중요하다.

- **기초화장품**

피부의 각질층에 수분을 유지시켜 건조해지지 않도록 방어해 주는 역할을 하며 피부에 청결, 정돈, 수분 및 영양공급을 통해 유·수분의 밸런스의 유지하여 항상성을 높여주는 것이 목적으로 사용하는 제품으로 첫째, 피부표면에 피지, 땀, 각질, 메이크업의 잔여물을 제거하여 청결하게 해주는 세안용 화장품으로 수성세안제로 폼클렌징, 비누가 있으며 유성세안제로 클렌징로션, 클렌징크림, 클렌징오일, 클렌징젤, 클렌징워터가 있다. 평소 세안습관이 지나치게 뽀드득하게 하는 습관인 경우 피부는 민감해질 수 있으므로 비누 사용 시는 거품을 충분히 내어 가볍게 러빙 후 씻어주며, 아침에는 가볍게 미온수세안으로 끝내는 것이 좋다.

둘째, 피부정돈에 사용되는 화장수(스킨)는 세안제 사용으로 인해 불균형해진 피부 pH 밸런스를 조절해 유·수분을 공급하여 피부결을 정돈하는 제품으로 피부가 건조한 경우는 에센스 타입의 유연화장수(중·건성피부)가 좋으며 피지분비가 있는 지성피부는 산뜻한 수렴화장수를 사용하면 된다.

셋째, 피부보호를 위해 피부에 유·수분을 공급하여 유분막을 형성하여 외부 자극으로부터 보호하는 역할로 유분량이 적고 수분이 60~80%로 사용감과 퍼짐성이 좋고 산뜻하여 지성피부나 여름에 사용하면 좋은 로션 타입과 유분함량이 50% 이상인 크림 타입은 건성피부와 겨울철에 사용하면 좋은 타입이다. 10대에서 20대 초반의 중·건성피부나 봄과 여름에는 O/W(수중유형) 로션 타입을 사용하고 20대 중반 이후 건성피부와 노화피부, 가을과 겨울철에는 W/O(유중수형) 크림 타입을 사용하는 것이 좋다.

> ※ 매일 바르는 기초화장품은 나에게 맞은 화장수(스킨)와 보습을 주기 위한 에센스, 눈 주위 보호를 위한 아이크림과 인공 피지막(로션 또는 크림)을 형성하여 보호해 주는 정도만 사용해도 충분하다.

집중관리를 위해 고농축 영양유액(컨센트레이트, 세럼, 앰플의 명칭)으로 피부 기능을 활성화시켜 주는 에센스로 피부에 보습, 미백, 탄력, 영양공급을 해주며 좀 더 전문적인 관리를 위해 외부로부터 공기를 차단하여 보습과 영양성분을 흡수시켜 주며 피부표면의 각질을 제거해 청결효과를 부여해 주는 팩과 마스크를 하면 좋다.

기초화장품

-세　　정 : 클렌징폼, 미용비누, 클렌징로션, 클렌징오일, 클렌징젤, 스크럽
-피부정돈 : 화장수
-피부보호 : 에센스, 로션, 세럼, 크림류

| 팩의 종류 |

팩의 종류	사용법 및 효과
필 오프 타입	-피부에 긴장감과 탄력효과 -피지와 각질을 제거해 주는 효과 -민감한 피부는 자극을 줄 수 있으므로 사용하지 않음
워시 오프 타입	-얼굴에 바른 후 15~20분경과 후 물로 씻어주는 타입 -머드 팩, 젤, 크림 형태로 모든 피부에 사용 가능한 타입 -가장 많이 사용하는 타입
티슈 오프 타입	-크림이나 젤 타입으로 바른 후 일정시간 경과 후 티슈로 　가볍게 닦아주고 흡수시켜 주는 타입 -건성피부에 겨울철에 효과적이다 -일명 수면 팩
시트 타입	-피부에 효과적인 성분이 시트에 적셔진 타입 -사용이 간편하고 피부 자극이 적어 모든 피부 사용 가능 -데일리 팩으로 좋음 -여름 외출 후 귀가하여 진정, 수분공급

- **기능성 화장품**

국내의 기능성 화장품은 화장품법 제2조 2항에 의거하여 피부에 멜라닌색소가 침착하는 것을 방지하여 기미·주근깨 등의 생성을 억제하거나 색소를 엷게 하여 미백에 도움을 주는 기능을 가진 화장품과 피부에 탄력을 주어 주름을 완화 또는 개선에 도움을 주는 기능을 가진 화장품, 강한 자외선을 차단 또는 산란시켜 자외선으로부터 피부를 보호하는 기능을 가진 화장품과 강한 햇볕을 방지하여 피부를 곱게 태워주는 기능을 가진 화장품(태닝제품)제품이 대표적이며 최근에는 모발의 색상을 변화(탈염(脫染)·탈색(脫色)을 포함한다)시키는 기능을 가진 화장품(일시적으로 모발의 색상을 변화시키는 제품(염모제)은 제외), 체모를 제거하는 기능을 가진 화장품(제모제로 단, 물리적으로 체모를 제거하는 제품은 제외), 탈모 증상의 완화에 도움을 주는 화장품(탈모 방지제로 단, 코팅 등 물리적으로 모발을 굵게 보이게 하는 제품은 제외), 여드름성 피부를 완화하는 데 도움을 주는 화장품(인체세정용 제품류로 한정), 튼살로 인한 붉은 선을 엷게 하는 데 도움을 주는 화장품으로 범위가 확대되었다. 이 중에서 일반적으로 얼굴에 가장 많이 사용하는 기능성 화장품 세 가지의 성분을 정리한다.

1. 미백기능성 화장품

피부에 멜라닌색소가 침착하는 것을 방지하여 기미·주근깨 등의 생성을 억제, 침착된 멜라닌색소의 색을 엷게 하여 피부의 미백에 도움을 주는 기능을 가진 화장품을 말하며 알부틴, 코직산, 상백피추추물, 감초추출물, 닥나무추출물, 비타민C, 나이아신아마이드, 아스코빌글루코사이드 등이 있다.

2. 주름개선 기능성 화장품

피부에 탄력을 주어 피부의 주름을 완화 또는 개선하는 기능을 가진 화장품으로 레티놀, 레티닐 팔미테이트, 아데노신 등이 있다.

3. 자외선차단 화장품

자외선으로부터 피부를 보호하는 데에 도움을 주는 제품으로 산란제와 흡수제로 나누어지며 흔히 선크림이라고 한다.

▶ 자외선 산란제(무기자외선차단제) : 티타늄디옥사이드, 이산화티탄 같은 **무기물질의 입자가 자외선을 산란**(난반사)**작용에** 의해 자외선으로부터 피부를 보호하는 원리로 사용감이 무겁고 백탁현상이 있으나 피부에 자극이 적으므로 민감한 피부에도 사용 가능하며 파운데이션 등의 메이크업화장품에 사용되며 일상에서 선크림을 바르면 무겁고 하얗게 보이는 성분에 여기에 해당된다.

▶ 자외선 흡수제(유기자외선차단제) : 옥틸메톡시 신나메이트, 옥틸디메칠 파바, 살리실레이트, 옥시벤존 등의 **유기물질을 이용하여 화학적인 방법으로 흡수하여 자외선으로부터 피부를 보호하는 원리**로 사용감이 가벼운 장점이 있으나 민감한 피부에 트러블을 야기한다.

> ※ 특히 외인성 노화의 80%를 차지하는 것이 자외선이므로 자외선차단제는 피부 노화를 방지하기 위해 매일 사용해야 한다.

자외선 차단제 비교

무기자차

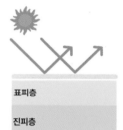

표피층

진피층

무기자외선차단제(자외선 산란)

유기자차

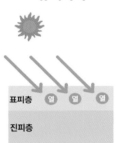

표피층

진피층

유기자외선차단제(자외선 흡수)

오행의 주체인 일간을 중심으로 전체 오행의 구성에 따라 개인의 피부타입에 맞는 피부관리 방법을 다양한 사례를 통해 설명하고자 한다.

3장

나의 피부타입과
오행에 따른
피부관리 방법

정상피부

 사례1. 오행의 주체는 음의 목인 을목

	시주	일주	월주	년주
천간	임수 壬水	을목 乙木	을목 乙木	무토 戊土
지지	오화 午火	해수 亥水	축토 丑土	인목 寅木

　이 오행의 주체인 을목(乙木)이 축월(丑月, 12월)에 태어나 을목(乙木)
아래 해수(亥水)가 있으며 전체 오행 구성을 보면 수(水)와 목(木)이 과다하므로 이 과다한 수와 목을 제어하면서 을목(乙木)에게 도움이 되는 화(火)로 관리하면 좋은 오행이다.

피부타입은 정상피부이며 겨울인 축월(丑月, 12월)에 태어나서 냉한 체질로 신체에 온기가 필요한 피부이며 나이가 들면 음의 목이 지나친 수기로 인해 습진이 올 수 있다. 그래서 을목(乙木)의 강한 기운을 빼줘 온기를 부여하는 화(火)부위를 세심하게 관리해 주며 특히, 사계절 중 가을과 겨울에는 피부관리를 하면 피부에 온기가 더해져 생기와 윤기가 있어 보인다.

세부적으로 얼굴관리를 할 때는 화(火)부위인 이마부위를 관리하면 좋고 바디관리를 할 때는 가슴부위와 팔관리를 좀 더 세심하게 관리하면 좋다.

추천관리 프로그램은 가을에 화이트닝관리가 좋으며 특히 가을과 겨울에는 바디관리를 해줌으로써 순환에 도움을 주는 것이 피부에 윤기를 부여한다.

화장품 선택법은 기본인 수분제품과 기능성 화장품인 미백제품을 선택하면 좋다.

사례2. 오행의 주체는 양의 화인 병화

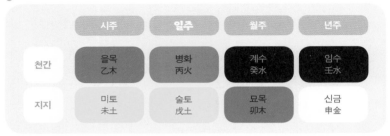

	시주	일주	월주	년주
천간	을목 乙木	병화 丙火	계수 癸水	임수 壬水
지지	미토 未土	술토 戌土	묘목 卯木	신금 申金

이 오행의 주체인 병화(丙火)가 묘월(卯月, 2월)에 태어나 병화(丙火) 아래 술토(戌土)가 있으며 전체 오행 구성을 보면 토(土)가 강하므로 강한 토(土)를 제어하면서 병화(丙火)에게 도움을 주는 목(木)을 관리 하면 좋은 오행이다.

병화(丙火)는 완연한 봄인 묘월(卯月)에 태어나 병화(丙火)를 도와주 고 있으며 일지(日支)와 시지(時支)에 병화(丙火)의 기운 빼주는 술토 (戌土)와 미토(未土)가 있고 연간과 월간에 수(水)가 있어서 피부는 정 상이며 피부톤은 밝다. 계절별 관리는 봄, 여름, 가을에 수분관리를 하면 좋다.

세부적 관리로는 목(木)부위인 눈 주위와 왼쪽 볼, 바디 측면과 다 리 전면관리를 세심하게 관리해 주며 기초화장품은 수분성분인 히 알루론산, 콜라겐, 재생성분인 EGF, 링클 제품인 레티놀, 아데노신 등의 성분의 화장품을 사용하면 좋다. 외인성 노화의 80%가 자외 선이므로 외출 시 반드시 티타늄디옥사이드, 징크옥사이드, 벤조페논-1, 에칠헥실메톡시신나메이트 등의 자외선차단제를 사용한다.

사례3. 오행의 주체가 음의 수인 계수

	시주	일주	월주	년주
천간	경금 庚金	계수 癸水	을목 乙木	갑목 甲木
지지	신금 申金	묘목 卯木	해수 亥水	술토 戌土

이 오행의 주체인 계수가 겨울인 해월(亥月, 10월)에 태어나 계수 (癸水) 아래 묘목이 있으며 전체 오행 구성을 보면 목(木)이 강하므 로 강한 목(木)을 제어하면서 계수에게 도움을 주는 금(金)으로 관리 하면서 추운 겨울에 태어났으므로 화(火)도 함께 관리하면 좋은 오 행이다.

계수(癸水)의 피부타입은 정상피부이다. 사계절 중 겨울에 순환이 되도록 관리를 하면 더 좋으며 세부적 관리방법으로 얼굴관리 시 금(金)부위인 오른쪽 뺨, 화(火)부위인 이마를 바디관리 시 금(金)과 화(火)부위인 가슴, 팔관리를 세심하게 관리하면 좋다.

추천관리 프로그램은 탄력관리와 주름관리가 좋으며 화장품 선 택은 아데노신, 레티놀, 레티닐팔미테이트 등의 주름과 탄력에 도 움을 주는 제품을 사용하면 좋다.

사례4. 오행의 주체가 양의 수인 임수

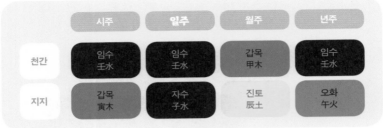

	시주	일주	월주	년주
천간	임수 壬水	임수 壬水	갑목 甲木	임수 壬水
지지	갑목 寅木	자수 子水	진토 辰土	오화 午火

이 오행의 주체인 임수(壬水)가 진월(辰月, 3월)에 태어나 임수 아래 자수가 있으며 전체 오행의 구성을 보면 수(水)와 목(木)이 강하므로 화(火)와 토(土)로 관리하면 좋은 오행이다.

피부타입은 정상피부이며 봄과 여름에 수분관리를 하면 좋다. 세부적 관리를 보면 얼굴관리 시에는 화(火)부위인 이마, 토(土)부위인 코를 세심하게 관리하며 바디관리 시 화(火)부위인 가슴과 팔관리, 토(土)부위인 복부와 다리관리를 좀 더 세심하게 관리하면 좋다.

임수(壬水)에게 좋은 화장품 선택은 히알루론산, 콜라겐, 레티놀, 아데노신, 레티닐팔미테이트 등의 수분과 주름개선에 도움을 주는 제품을 사용하며 외인성 노화의 80%를 차지하는 자외선으로부터 피부를 보호하기 위해 외출 시 반드시 자외선차단제를 도포한다.

사례5. 오행의 주체가 양의 토인 무토

	시주	일주	월주	년주
천간	무토 戊土	무토 戊土	계수 癸水	계수 癸水
지지	오화 午火	신금 申金	해수 亥水	유금 酉金

이 오행의 주체인 무토(戊土)는 양(陽)의 토(土)이며 황무지의 메마른 땅으로 적당한 수(水)가 있어서 생명체인 목(木)이 자랄 수 있도록 하는 게 토(土)의 의무인데 오행의 주체인 무토(戊土)에게 수(水)가 있으며 전체 오행의 분포를 보면 수(水)가 강하므로 토(土)로 관리하면 좋은 오행이다.

피부타입은 메마른 땅에 수(水)가 있어서 정상피부이다. 세부적인 관리방법은 얼굴관리 시 토(土)부위인 코와 바디관리 시 복부와 다리 전면관리를 해주면서 화(火)부위인 가슴과 팔을 세심하게 관리하면 좋으며 화장품 선택은 수분제품과 미백제품에 도움을 주는 제품이 좋다.

건강과 피부를 위해 자극적인 매운맛, 짠 음식을 지나치게 섭취하는 것은 좋지 않으며 적당한 쓴맛과 단맛의 음식을 섭취하는 것은 좋다.

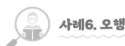

	시주	일주	월주	년주
천간	병화 丙火	계수 癸水	병화 丙火	갑목 甲木
지지	진토 辰土	해수 亥水	인목 寅木	신금 申金

이 오행의 주체인 계수(癸水)가 봄의 시작인 인월(寅月, 1월)에 태어나 전체 구성을 보면 목(木)과 화(火)가 강하므로 금(金), 수(水)로 관리하면 좋은 오행이다.

계수(癸水)의 피부타입은 정상피부이며 현 상태를 유지하기 위한 주기적인 보습과 보호 관리를 해주며 사계절 중 봄과 여름에는 수분관리와 외출 후 귀가하여 즉각적인 진정관리를 해주는 것이 좋다. 세부적인 관리방법은 얼굴관리 시 금(金)부위인 오른쪽 볼, 수(水)부위인 귀와 턱 주위를 관리하며 바디관리 시 금(金)부위인 가슴과 팔, 수(水)부위인 등관리와 다리 후면관리를 좀 더 세심하게 관리한다. 관리 프로그램과 기초화장품은 봄과 여름에는 수분관리, 가을과 겨울에는 주름관리 프로그램을 추천하며 수분과 주름개선에 도움을 주는 화장품을 사용하면 좋다.

이러한 고객이 피부관리실에 방문했을 때 시각적으로 편안함을 주기 위해 관리실 룸의 조도를 낮추어 주며 우아하며 부드러운 클래식음악을 들려주면 좋다.

사례7. 오행의 주체는 음의 토인 기토

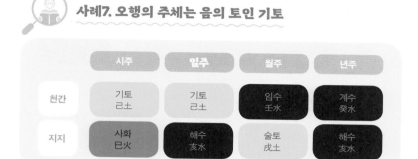

	시주	일주	월주	년주
천간	기토 己土	기토 己土	임수 壬水	계수 癸水
지지	사화 巳火	해수 亥水	술토 戌土	해수 亥水

오행의 주체인 기토(己土)는 음(陰)의 토(土)로 가을과 겨울의 환절기인 술월(戌月, 9월)에 태어나 전체 오행의 구성을 보면 토와 수가 대립되어 있으므로 금(金)부위 관리하면 좋은 오행이다.

기토(己土)의 피부타입은 정상피부이며 순환이 잘되지 않아서 부종이 자주 나타나므로 지나친 짠 음식 섭취는 좋지 않으며 사계절 중 가을과 겨울에는 순환에 도움 되는 운동이나 관리를 하면 좋다. 세부적인 관리방법은 얼굴관리 시 오른쪽 볼, 바디관리 시 가슴과 팔관리를 좀 더 세심하게 관리하면 좋고 기초화장품과 관리 프로그램은 미백제품과 미백관리를 추천하며 겨울에는 전신순환관리가 좋다. 또한, 이러한 고객이 피부관리실을 방문했을 때 관리실의 조도는 조금 밝게 연출하는 것이 좋으며 경쾌한 클래식음악을 들려주면 좋다.

사례8. 오행의 주체가 양의 목인 갑목

	시주	일주	월주	년주
천간	임수 壬水	갑목 甲木	신금 辛金	병화 丙火
지지	신금 申金	술토 戌土	축토 丑土	자수 子水

이 오행의 주체인 갑목(甲木)이 겨울인 축월(丑月, 12월)에 태어나 전체 오행의 분포를 보면 토(土)가 강하므로 수(水)로 관리하면서 겨울에 태어났으므로 화(火)부위도 함께 관리하면 좋은 오행이다.

피부타입은 정상이며 사계절 중 겨울에 특히 혈액순환을 위해 온열 찜질이나 복부를 따뜻하게 관리해 주는 게 좋으며, 세부적인 관리방법은 얼굴관리 시 수(水)부위인 귀와 턱 주위, 화(火)부위인 이마, 바디관리 시 수(水)부위인 등과 다리 후면관리, 화(火)부위인 가슴과 팔부위를 세심하게 해주며 관리실 룸의 조도를 밝은 톤으로 해주며 경쾌한 클래식 음악을 들려주는 것이 만족도가 높다.

기초화장품 선택은 알부틴, 나이아신아마이드, 비타민C 등의 미백제품이 좋다.

사례9. 오행의 주체가 양의 화인 병화

	시주	일주	월주	년주
천간	기토 己土	병화 丙火	신금 辛金	계수 癸水
지지	축토 丑土	진토 辰土	유금 酉金	유금 酉金

이 오행의 주체는 병화(丙火)로 양(陽)의 화(火)이며 신유월(辛酉月)에 태어나 약한데 전체 오행의 분포를 보면 토(土), 金이 강하고 오행의 주체인 병화(丙火)를 도와주는 것이 없으므로 금(金), 수(水)로 관리하면 좋은 오행이다.

피부타입은 밝은 톤으로 탄력이 있는 정상피부이다.

세부적인 피부관리법은 얼굴관리 시 토(土)부위인 코와 금(金)부위인 오른쪽 볼과 수(水)부위인 귀와 턱 주위를 바디관리 시 토(土)부위인 복부와 금(金)부위인 가슴과 팔, 수(水)부위인 등과 다리 후면관리 세심하게 관리해 주면 좋다. 추천관리 프로그램과 기초화장품은 수분관리와 콜라겐, 히알루론산 등의 수분제품을 사용하면 좋다.

	시주	일주	월주	년주
천간	무토 戊土	을목 乙木	경금 庚金	을목 乙木
지지	인목 寅木	해수 亥水	진토 辰土	해수 亥水

이 오행의 주체인 을목(乙木)은 음(陰)의 목(木)으로 덩굴식물, 잔디, 잡초 등으로 어떠한 환경에도 잘 자라듯이 생활력이 강한 의미를 가지며 전체 오행의 구성을 보면 월간의 경금(庚金)과 합(合)이 되어 있으며 토(土), 금(金)이 강하므로 金으로 관리하면 좋은 오행이다.

피부타입은 토생금(土生金) → 금생수(金生水) → 수생목(水生木)이 되므로 탄력이 있는 정상피부이다. 세부적인 관리방법은 금(金)부위인 얼굴의 오른쪽과 가슴과 팔을 관리할 때 좀 더 세심하게 관리하면 좋고 기초화장품은 수분제품과 미백에 도움을 주는 제품을 사용하면 좋다.

사례11. 오행의 주체는 음의 수인 계수

	시주	일주	월주	년주
천간	계수 癸水	계수 癸水	기토 己土	갑목 甲木
지지	축토 丑土	묘목 卯木	사화 巳火	자수 子水

이 오행의 주체인 계수(癸水)는 음(陰)의 수(水)로 이슬비, 계곡물, 석간수로 여름인 사월(巳月, 4월)에 태어나 수(水)가 부족한 상태이며 전체 오행의 분포를 보면 목(木), 화(火), 토(土)가 강하므로 계수에게 도움을 주는 금(金)과 수(水)로 관리하면 좋은 오행이다.

계수의 피부타입은 중·건성피부로 계절별 관리에서 봄, 여름에 수분관리가 중요하며 세부적인 관리방법은 얼굴관리 시 금(金)부위인 오른쪽 볼, 수(水)부위인 귀와 턱을 세심하게 관리하며 바디관리 시 금(金)부위인 팔과 수(水)부위인 등관리를 세심하게 관리하면 좋다. 또한, 관리실 룸의 조도를 낮추어 주고 부드러우며 안정감을 주는 클래식연주곡을 들려주면 안정감을 느끼게 되며 기초화장품은 수분제품이 사용하면서 이너뷰티로 콜라겐, 히알루론산의 기능성 식품과 콜라겐 합성과 멜라닌 생성을 억제하는 비타민C를 섭취하는 것도 좋다.

	시주	일주	월주	년주
천간	병화 丙火	계수 癸水	경금 庚金	병화 丙火
지지	진토 辰土	미토 未土	자수 子水	자수 子水

이 오행의 주체인 계수(癸水)는 음(陰)의 물로 이슬, 시냇물, 석간수를 의미하며 자기 계절인 자월(子月, 11월)에 태어나 고집이 있는 성향으로 전체 오행의 분포를 보면 화(火)와 토(土)가 강하므로 금(金)으로 관리하면 좋은 오행이다.

이를 토대로 계수(癸水)의 피부관리 방법을 알아보면 피부타입은 정상피부이며 계절별 관리에서 봄과 여름에는 수분과 미백관리를 해주며 가을, 겨울에 혈액순환을 촉진시키기 위해 바디관리를 하면 더 좋으며 세부적인 관리방법은 얼굴관리 시 금(金)부위인 오른쪽 볼, 바디관리 시 가슴과 팔관리를 할 때 좀 더 세심하게 관리하면 좋다.

화장품 선택은 수분제품과 탄력에 도움을 주는 제품 사용해주면 좋으며 건강보조식품으로 콜라겐과 히알루론산, 비타민B와 C를 섭취해 주면 좋다.

사례13. 오행의 주체는 음의 화인 정화

	시주	일주	월주	년주
천간	신금 辛金	정화 丁火	무토 戊土	임수 壬水
지지	축토 丑土	축토 丑土	신금 申金	자수 子水

　이 오행의 주체인 정화(丁火)는 음(陰)의 火로 상냥하고 밝은 성향을 가졌으나 가을인 신월(申月, 7월)에 태어나 현실적이고 고집이 없으며 전체 오행의 구성을 보면 토(土), 금(金), 수(水)로 이루어져 있고 목(木)과 화(火)는 없어서 약하므로 강한 금(金)을 따라가므로 금(金)과 수(水)로 관리하면 좋은 오행이다.

　정화(丁火)의 피부타입은 배출이 잘되므로 피부톤은 맑고 깨끗하며 정상피부이다. 세부적인 관리방법은 얼굴관리 시 금(金)부위인 오른쪽 볼, 귀, 턱 주위를 세심하게 관리하며 바디관리 시 금(金)부위인 가슴과 팔, 등부위를 세심하게 관리하면 좋고, 사계절 중 가을, 겨울에 몸에 온기를 부여해 주기 위해 피부관리를 하면 더 좋으며 기초화장품은 수분과 탄력을 주는 재생라인 제품이 좋으며 추천관리 프로그램은 피부에 탄력을 주는 재생라인 관리가 좋다. 또한 관리실의 룸의 조도는 조금 밝게 하며 경쾌한 클래식음악을 들려주면 좋다.

사례14. 오행의 주체는 음의 금인 신금

	시주	일주	월주	년주
천간	병화 丙火	신금 辛金	계수 癸水	기토 己土
지지	신금 申金	묘목 卯木	유금 酉金	사화 巳火

이 오행의 주체인 신금(辛金)은 제련된 금(金)으로 내적으로 단단하며 스스로가 보석으로 보이기를 원하는 오행으로 자기를 밝게 빛내어 주는 병화(丙火)를 좋아하는 오행이다. 전체 오행의 분포를 보면 자기 계절인 유월(酉月, 8월)에 태어나 강해 보이지만 지지(地支)에 묘유충(卯酉冲)이 되어서 주체인 신금이 약하므로 화(火)로 관리하면 좋다.

신금(辛金)의 피부타입은 정상피부이며 사계절 중 특히 가을과 겨울에는 피부에 온기를 부여해 주기 위해 관리를 받는 것이 얼굴에 윤기와 생기를 더해준다. 세부적인 관리방법은 얼굴관리 시 화(火)부위인 이마, 수(水)부위인 귀와 턱 주위를 관리하면 좋으며 바디관리 시 화(火)부위인 가슴과 팔관리, 수(水)부위인 등과 하체 후면관리를 세심하게 해주면 좋다.

기초화장품은 수분제품을 사용하며 관리실 룸의 조도와 음악은 조금 밝게 해주며 부드러운 클래식음악과 함께 관리하면 만족도가 높다.

사례15. 오행의 주체는 음의 토인 기토

	시주	일주	월주	년주
천간	임수 壬水	기토 己土	갑목 甲木	계수 癸水
지지	신금 申金	사화 巳火	자수 子水	미토 未土

 이 오행의 주체인 기토(己土)는 음(陰)의 땅으로 적당한 습기를 가진 흙으로 논과 밭에 작물을 심어서 거두어들이는 땅으로 어머니와 같은 넓고 인자한 마음으로 자식이 올바르게 성장하게 도와주듯이 곧고 바른 소나무가 와서 뿌리를 내려 자라주길 원하는 흙으로 일지에 사화(巳火)와 월주에 갑목과 자수가 있어서 태양의 밝은 빛과 곧은 소나무가 있어서 차분하며 여유로우며 명예와 안정을 중요하게 생각하는 성향을 가진 소유자로 전체 오행의 구성을 보면 수(水)가 강하므로 강한 수(水)를 빼주면서 기토(己土)와 합(合)이 되는 목(木)으로 관리하면 좋은 오행이다.

 피부타입은 사춘기에는 수(水)가 부족하여 약간의 트러블이 있을 수 있으나 이후에는 정상피부이며 사계절 중 겨울에는 혈액순환에 도움을 주기 위해 바디관리를 해주면 더 좋으며 세부적인 관리방법은 얼굴관리 시 목(木)부위인 눈과 왼쪽 볼, 화(火)부위인 이마를 관리하며 바디관리 시 목(木)부위인 바디 측면과 다리, 화(火)부위인 팔과 가슴 관리를 좀 더 세심하게 관리해 주며 기초화장품은 콜라겐, 히알루론산, 레티놀, 아데노신, 레티닐팔미테이트 등의 수분과 주름개선에 도움을 주는 제품을 사용하면 좋다.

사례16. 오행의 주체는 양의 수인 임수

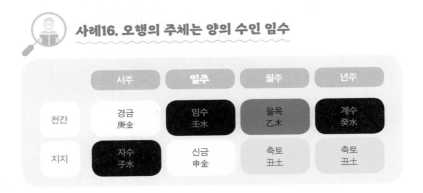

	시주	일주	월주	년주
천간	경금 庚金	임수 壬水	을목 乙木	계수 癸水
지지	자수 子水	신금 申金	축토 丑土	축토 丑土

이 오행의 주체인 임수(壬水)는 큰 강물, 바다로 겨울인 축월(丑月, 12월)에 태어나 전체 오행의 분포를 보면 토생금(土生金)에서 금생수(金生水)로 수(水)가 강하므로 강한 수(水)를 빼주는 목(木)으로 관리하며 축월(丑月)에 태어나 얼어붙은 땅에 온기를 부여하는 화(火)로 관리하면 좋은 오행이며 일상생활에서도 규칙적인 운동을 통해 혈액순환을 촉진시켜 주는 것이 좋다.

임수(壬水)의 피부타입은 정상피부이며 계절관리에서 겨울에 피부에 온기를 부여하기 위해 전신관리를 해주면 좋으며 세부적인 관리방법은 얼굴관리 시 목(木)부위인 눈과 왼쪽 볼, 화(火)부위인 이마를 세심하게 관리해 주며 바디관리 시 목(木)부위인 바디 측면

과 다리관리, 화(火)부위인 가슴과 팔, 등의 척주 기립근을 세심하게
관리해 주면 좋고, 관리 프로그램과 기초화장품은 봄과 여름에는
수분관리, 가을과 겨울에는 미백관리와 전신관리 프로그램을 하면
좋고 수분제품과 미백기능성 제품을 사용하면 좋다.

이러한 고객이 피부관리실을 방문했을 때 시각적으로 관리실의
조도를 밝고 화사하게 연출하는 것이 좋으며 밝고 경쾌한 클래식
연주를 들려주며 관리 후 더욱더 따뜻한 차를 접대하는 것이 관리
의 시너지효과를 준다.

사례17. 오행의 주체는 음의 화인 정화

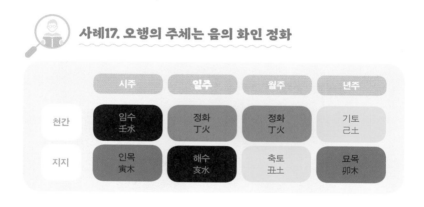

	시주	일주	월주	년주
천간	임수 壬水	정화 丁火	정화 丁火	기토 己土
지지	인목 寅木	해수 亥水	축토 丑土	묘목 卯木

이 오행의 주체인 정화(丁火)는 음(陰)의 화(火)로 생활의 모든 불
촛불, 난로 등의 불을 의미하여 따뜻하고 포근한 이미지를 띠는데
겨울인 축월(丑月, 12월)에 태어나 추위를 많이 느끼며 성향이 화(火)
의 성향처럼 밝지는 않고 차분하다. 전체 오행의 분포를 보면 천간
에 정임합(丁壬合), 지지에 인해합(寅亥合)으로 되어있어 목(木)으로 관

리하면서 화(火)도 함께 관리하면 좋다.

　정화(丁火)의 피부타입은 정상이며 계절관리에서 겨울철에 피부
에 온기를 부여하기 위해 전신관리를 해주면 좋으며 세부적인 관
리방법은 얼굴관리 시 목(木)과 화(火)부위인 눈과 왼쪽 볼, 이마부
위, 바디관리 시 옆구리와 가슴과 팔, 척추부위를 세심하게 관리해
주면 더욱 좋으며 화장품 선택은 특히 가을과 겨울에는 피부에 인
공 피지막 형성을 위해 보습력을 높이는 제품이 좋다. 콜라겐, 세라
마이드, 오일 등의 성분이 들어간 제품을 사용하는 것이 좋다. 관리
실 룸의 조도와 음악은 조금 밝게, 새싹이 나오듯 경쾌한 클래식음
악을 들려주면 좋다.

사례18. 오행의 주체는 양의 금인 경금

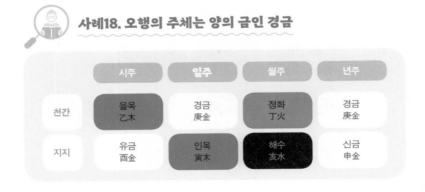

	시주	일주	월주	년주
천간	을목 乙木	경금 庚金	정화 丁火	경금 庚金
지지	유금 酉金	인목 寅木	해수 亥水	신금 申金

　이 오행의 주체인 경금(庚金)이 겨울의 시작인 해월(亥月, 10월)에
태어나 전체 오행의 분포를 보면 금(金)이 강하므로 화(火)로 관리하
면 좋은 오행이다.

피부타입은 금생수(金生水)에서 수생목(水生木) 다시 목생화(木生火)로 가므로 피부타입은 정상피부이며 탄력이 있는 피부이다. 세부적인 관리방법은 얼굴관리 시 火 부위인 이마를 수(水)부위인 귀를 관리하며 바디관리 시 화(火)부위인 가슴과 팔관리를 수(水)부위인 등 관리를 세심하게 관리해 주면 좋으며, 화장품 선택은 콜라겐과 히알루론산의 수분제품을 사용하면 좋다.

사례19. 오행의 주체는 양의 수인 임수

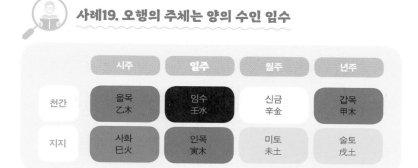

	시주	일주	월주	년주
천간	을목 乙木	임수 壬水	신금 辛金	갑목 甲木
지지	사화 巳火	인목 寅木	미토 未土	술토 戌土

이 오행의 주체인 임수(壬水)는 늦여름인 미월(未月, 6월)에 태어나 전체 오행이 목(木), 화(火), 토(土), 금(金)으로 적당히 분포되어 흐름이 좋으며 임수에게 도움을 주는 금(金), 수(水)로 관리하면 좋은 오행이다.

임수(壬水)의 피부타입은 정상피부이다. 세부적인 관리방법은 얼굴관리 시 금(金)부위인 오른쪽 볼을 수(水)부위인 귀와 턱 주위를, 바디관리 시 가슴과 팔관리를 좀 더 세심하게 관리해 주면 좋다.

계절별 관리는 봄과 여름에는 금(金)부위를, 가을에는 금(金)과 수(水)부위를, 겨울에는 화(火)와 토(土)부위를 좀 더 세심하게 관리하면 좋다. 또한, 관리실 룸에 조도는 약간 낮추어 주며 잔잔한 클래식음악을 들려주며 기초화장품은 수분함량이 높은 제품을 사용하며 봄과 여름에는 수분관리 프로그램으로 진행하며 가을과 겨울에는 미백관리 프로그램을 하면 좋다.

사례20. 오행의 주체는 양의 수인 임수

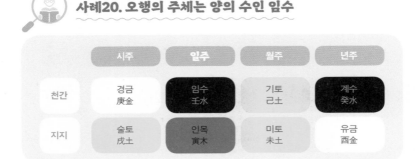

	시주	일주	월주	년주
천간	경금 庚金	임수 壬水	기토 己土	계수 癸水
지지	술토 戌土	인목 寅木	미토 未土	유금 酉金

이 오행의 주체는 양(陽)의 수(水)인 임수(壬水)로 큰 강물, 바다를 의미해 포용력, 지혜, 유연성을 가지는데 늦여름인 기미월(己未月)에 태어나 임수(壬水)를 극하고 있으며 시지의 술토(戌土)까지 극(剋)하므로 임수(壬水) 성향은 부족하다. 전체 오행의 구성을 보면 토(土)가 과하므로 토(土)를 빼주면서 임수에게 도움을 주는 금(金)으로 관리하면 좋은 오행이다.

피부타입은 정상피부이다. 세부적인 관리방법은 금(金)부위를 관리할 때 세심하게 관리를 해주면 좋다. 얼굴관리 시 오른쪽 볼을 바디관리 시 가슴과 팔, 등관리를 세심하게 해주며 기초화장품은 수분, 미백제품을 사용하며 봄, 여름에는 수분관리를 가을, 겨울에는 화이트닝관리를 추천한다. 피부와 건강을 위해 지나치게 단 음식 섭취는 좋지 않으며 약간 매운맛의 음식을 섭취하는 것이 좋다.

사례21. 정상피부 (오행의 주체는 음의 토인 기토)

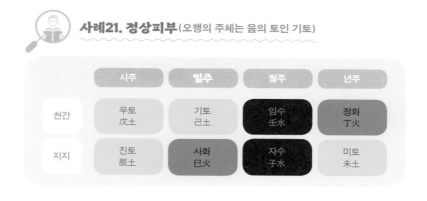

	시주	일주	월주	년주
천간	무토 戊土	기토 己土	임수 壬水	정화 丁火
지지	진토 辰土	사화 巳火	자수 子水	미토 未土

이 오행의 주체인 기토(己土)가 자월(子月, 11월)에 태어나 전체 오행의 분포를 보면 화(火)와 토(土)가 많으므로 강한 토기(土氣)를 빼면서 도움을 주는 금(金)과 수(水)로 관리를 하면 좋다.

피부타입은 정상피부이며 세부적인 관리방법은 얼굴관리를 할 때 금(金)부위인 오른쪽 볼과 수(水)부위인 귀와 턱 주위를 중점으로 해주며 바디관리는 금(金)부위인 가슴과 팔, 수(水)부위인 등관리와 다리 후면관리를 좀 더 세심하게 관리해 주면 좋으며 관리 시 지나치게 강한 터치보다는 부드럽게 터치하는 것이 좋다.

추천관리 프로그램은 수분, 미백관리 프로그램이 좋고 기초화장
품은 콜라겐, 히알루론산, 알부틴, 니아신아마이드, 비타민C 등의
성분의 제품을 사용하면 좋다.

사례22. 오행의 주체가 음의 화인 정화

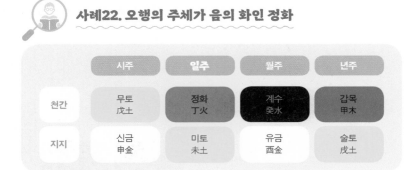

	시주	일주	월주	년주
천간	무토 戊土	정화 丁火	계수 癸水	갑목 甲木
지지	신금 申金	미토 未土	유금 酉金	술토 戌土

이 오행의 주체인 정화(丁火)는 가을인 유월(酉月, 8월)에 태어나 정
화(丁火) 아래 미토(未土)가 있으며 전체 오행 구성을 보면 토(土)와
금(金)이 과다하므로 목(木)으로 관리하면 좋은 오행이다.

정화의 피부타입은 빼주는 것이 많아서 깨끗하며 금(金)과 수(水)
가 있어서 정상피부이며 사계절 중 봄과 여름에 수분 & 진정관리
와 충분한 수분섭취를 해주면 좋다.

세부적 관리로는 얼굴관리 시 목(木)부위인 눈 주위, 왼쪽 볼, 수
(水)부위인 귀 주변, 턱 주변을 바디관리 시는 목(木)부위인 옆구리
와 다리 측면부위, 수(水)부위인 등관리를 좀 더 세심하게 관리해
주며 추천관리 프로그램은 봄과 여름에는 수분관리를 가을과 겨울

에는 주름관리와 미백관리 프로그램이 좋다.

기초화장품 선택법은 히알루론산, 콜라겐, 알로에, 위치하젤 등의 수분과 진정성분과 EGF, 세라마이드 등의 재생과 보호를 해주며 알부틴, 니아신아마이드. 비타민C의 미백성분과 레티놀과 아데노신 등의 링클케어 제품이 좋다. 외출 시 티타늄디옥사이드, 징크옥사이드, 벤조페논-1, 에칠헥실메톡시신나메이트 등의 자외선차단제를 사용한다.

사례23. 오행의 주체가 음의 수인 계수

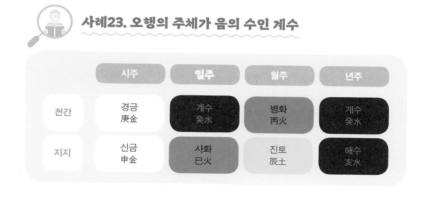

	시주	일주	월주	년주
천간	경금 庚金	계수 癸水	병화 丙火	계수 癸水
지지	신금 申金	사화 巳火	진토 辰土	해수 亥水

이 오행의 주체인 계수(癸水)는 맑고 깨끗한 계곡물로 봄과 여름의 환절기인 진월(辰月, 3월) 태어나 월간(月干)의 병화와 일지의 사화로 인해 계수는 수분이 매우 부족하므로 화장이 들떠 보이는 피부이며 토(土)와 수(水)로 관리하면 좋다.

피부타입은 정상이며 사계절 중 봄과 여름에 수분관리를 잘해줘야 하며 세부적인 관리방법은 얼굴관리 시 토(土)부위인 코와 수(水)

부위인 귀와 턱 주위를 세심하게 관리해 주며 바디관리 시 토(土)
부위인 복부와 다리관리를 수(水)부위인 등관리를 세심하게 해주면
좋으며, 화장품 선택은 수분과 미백에 도움을 주는 제품을 사용하
며 봄과 여름에는 수분관리에 집중하며 가을과 겨울에는 미백관리
를 추천한다. 또한, 관리실 룸의 조도는 낮추어 은은하게 해주며 마
음에 안정을 주는 클래식음악을 들려주면 좋다.

정상피부는 오행의 주체인 자신으로부터 오행의 흐름이 골고루 분포되어 있
으면서 '수(水)'가 있는 경우 또는 적당한 '수(水)'를 갖고 있는 경우 여기에 속한
다. 그러므로 일상생활에서 현 상태를 유지하기를 위해 봄과 여름에는 수분관
리에 포커스를 두고 가을과 겨울에는 순환관리에 포커스를 두며 외출 시에는
반드시 자외선차단제를 바르고 외출하여 외인성 노화의 주범인 광 노화로부터
피부를 보호하는 것이 중요하다.

2

건성피부

 사례1. 오행의 주체가 음의 토인 기토

	시주	일주	월주	년주
천간	갑목 甲木	기토 己土	병화 丙火	을목 乙木
지지	술토 戌土	유금 酉金	술토 戌土	묘목 卯木

이 오행의 주체인 기토(己土)가 술월(戌月, 9월)에 태어나 기토(己土)
아래 유금(酉金)이 있으며 전체 오행의 구성을 보면 토(土)가 과하므

로 금(金)으로 관리하면 좋은 오행이다.

기토(己土)의 피부타입은 수가 없으면서 화와 토가 강하므로 건성 피부이며 봄, 여름, 가을에 특히 수분관리를 해주면 좋다. 세부적으로 살펴보면 얼굴관리 시 금(金)부위인 오른쪽 볼, 수(水)부위인 귀와 턱 부위를 바디관리 시 금(金)부위인 가슴과 팔, 수(水)부위인 등 관리를 할 때 좀 더 세심하게 관리하면 좋다.

추천관리 프로그램은 봄과 여름에는 수분관리 프로그램을 가을과 겨울에는 주름관리와 미백 프로그램이 좋고 기초화장품은 봄과 여름에는 히알루론산, 콜라겐의 수분성분과 알부틴, 니아신아마이드, 비타민C, 감초추출물, 닥나무추출물, 에틸아스코빌에틸 등의 미백화장품을 사용하며 가을과 겨울에는 세라마이드, EGF의 재생, 보호 성분, 레티놀, 아데노신, 폴리에톡실레이티드레틴아마이드, 레티닐팔미테이트, 코엔자임Q10 등의 주름개선에 도움을 주는 제품을 사용하면 좋다.

그리고 외출 시에는 반드시 자외선차단제를 사용해 외인성 노화를 예방하도록 한다.

사례2. 오행의 주체가 음의 화인 정화

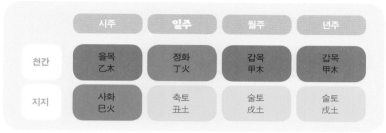

	시주	일주	월주	년주
천간	을목 乙木	정화 丁火	갑목 甲木	갑목 甲木
지지	사화 巳火	축토 丑土	술토 戌土	술토 戌土

이 오행의 주체인 정화(丁火)는 생활에 필요한 불로서 술월(戌月, 9월)에 태어나 전체 오행의 구성을 보면 토(土)가 과하므로 토를 제어하는 목(木)과 수(水)로 관리하면 좋은 오행이다.

정화의 피부타입은 빼주는 토(土)가 지지(地支)에 많고 수(水)가 부족한 건성피부이며 세부적 관리방법으로 목(木)과 수(水)부위인 눈과 왼쪽 볼, 귀, 턱, 복부, 다리관리, 등관리할 때 좀 더 세심하게 관리해 주면 좋다.

화장품 선택은 히알루론산, 콜라겐, 알로에 등의 수분제품을 사용하는 것이 좋다.

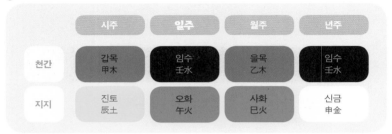

	시주	일주	월주	년주
천간	갑목 甲木	임수 壬水	을목 乙木	임수 壬水
지지	진토 辰土	오화 午火	사화 巳火	신금 申金

이 오행의 주체인 임수(壬水)는 여름인 사월(巳月, 4월)에 태어나 일지에 오화까지 있어서 강한데 목(木)까지 화(火)를 도우니 화(火)가 매우 강해졌으며 상대적으로 수(水)와 금(金)은 약하다. 그러므로 수(水)와 금(金)으로 관리하면 좋은 오행이다.

피부타입은 여름의 시작인 사월(巳月, 4월)에 태어나 일지에 오화가 있으며 천간(天干)의 갑목(甲木)과 을목(乙木) 또한 화(火)를 도와줘 화(火)가 강해져 피부타입은 건성피부이며 봄과 여름에 수분과 진정관리를 하는 것이 좋으며, 자외선에 쉽게 타는 피부로 외출 시 반드시 자외선차단제를 사용하며 귀가한 후 반드시 진정관리를 한다.

세부적인 관리방법은 수(水)부위를 관리하면 좋다. 얼굴관리 시 오른쪽 볼, 귀와 턱 주위를 바디관리 시 복부, 가슴, 팔, 등관리를 좀 더 세심하게 해주면 좋고 기초화장품은 히알루론산, 콜라겐, 알로에 등의 수분성분과 세라마이드, EGF, 비타민C, 알부틴, 닥나무 추출물 등의 재생과 미백에 도움을 주는 성분과 외출 시 티타늄디옥사이드, 징크옥사이드, 벤조페논-1, 에칠헥실메톡시신나메이트 등의 자외선차단제를 사용한다.

임수(壬水)에게 좋은 식품은 매운맛의 식품이 좋으며 커피, 자몽 등의 쓴맛이 나는 식품을 지나치게 섭취하는 것은 좋지 않다.

 사례4. 오행의 주체는 음의 목인 을목

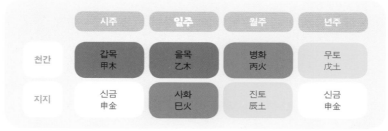

	시주	일주	월주	년주
천간	갑목 甲木	을목 乙木	병화 丙火	무토 戊土
지지	신금 申金	사화 巳火	진토 辰土	신금 申金

이 오행의 주체인 을목(乙木)은 화초, 잔디, 덩굴식물인 습목으로 환경적응력이 뛰어난 나무로 봄의 환절기인 진월(辰月, 3월)에 태어나 을목(乙木) 아래 사화(巳火)가 있으며 전체 오행 분포를 보면 화(火), 토(土), 금(金)이 강하고 목(木)과 수(水)가 약한 오행(五行)이다. 그러므로 약한 오행인 목(木)과 수(水)를 관리해 주면 좋은 오행이다.

피부타입은 을목(乙木)의 기운을 빼주는 것이 많으므로 건성피부이면서 탄력이 있는 피부로 사계절 중 특히 봄과 여름에는 수분보충과 진정관리가 중요하며 외출 시 반드시 자외선차단제 사용과 외출 후 즉각적인 진정관리를 해주는 것이 좋다.

세부적인 관리방법은 얼굴관리 시 목(木)부위인 눈 주위와 왼쪽 볼, 수(水)부위인 귀를 세심하게 관리해 주며 바디관리 시는 목(木)부위인 옆구리와 다리 측면, 수(水)부위인 등과, 다리 후면관리를 세심하게 관리해 주면 좋다.

추천관리 프로그램은 봄과 여름에는 수분관리와 진정관리 프로그램이 좋으며 가을과 겨울에는 주름관리가 좋고, 화장품은 히알루론산, 콜라겐, 알로에의 수분제품과 레티놀, 레티닐팔미테이트, 아데노신 등의 주름개선 제품과 티타늄디옥사이드, 징크옥사이드, 벤조페논-1, 에칠헥실메톡시신나메이트 등의 자외선차단제를 사용한다.

사례5. 오행의 주체가 음의 목인 을목

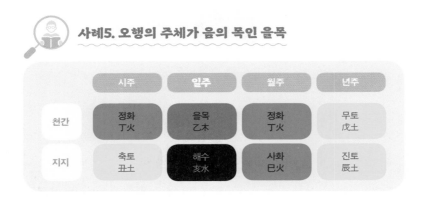

	시주	일주	월주	년주
천간	정화 丁火	을목 乙木	정화 丁火	무토 戊土
지지	축토 丑土	해수 亥水	사화 巳火	진토 辰土

이 오행의 주제인 을목(乙木)이 정사월(丁巳月)에 태어나 일지에 해수(亥水)가 있지만 충(沖)되어 수(水)가 부족하므로 건성피부이며 전체 오행 분포를 보면 화(火)와 토(土)가 강하므로 수(水)로 관리하는 것이 좋은 오행이다.

피부타입은 수(水)가 부족하므로 건성피부이며, 피부톤은 밝고 깨끗한 피부이며 사계절 중 여름에 수분과 진정관리를 해주면 좋다. 세부적인 관리방법은 얼굴관리 시 수(水)부위인 턱과 귀, 목(木)부위인 눈과 왼쪽 볼을 관리하며 바디관리 시 수(水)부위인 등(背), 목(木)부위인 바디 측면과 다리관리를 세심하게 관리해 주며 추천관리 프로그램은 수분관리이며 화장품 선택도 콜라겐, 히알루론산 성분이 함유된 수분제품을 사용하면 좋다.

사례6. 오행의 주체가 양의 화인 병화

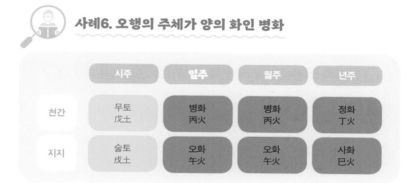

	시주	일주	월주	년주
천간	무토 戊土	병화 丙火	병화 丙火	정화 丁火
지지	술토 戌土	오화 午火	오화 午火	사화 巳火

오행의 주체인 병화(丙火)는 하늘의 태양으로 대지를 비추는데 한여름인 오월(午月, 5월)에 태어나 전체 오행의 구성도 화(火)와 토(土)로 구성되어 있으며 강한 화(火)를 빼주는 토(土)와 수(水)로 관리해 주면 좋다. 그러나 실질적으로 강한 화(火)의 열기를 빼주지 못하므로 봄과 여름에는 자외선에 의해 쉽게 붉어지는 건성피부이며 봄과 여름에 수분과 진정관리가 중요한 피부이다. 특히, 여름에 더위

를 많이 느끼며 피부가 붉게 달아오르므로 계절적으로 봄과 여름에 수분관리에 포커스를 두며 외출 시 반드시 자외선으로부터 피부를 보호하며 귀가 후 즉각적인 진정효과와 수분공급을 위해 차가운 시트(알로에, 콜라겐, 히알루론산) 팩을 해주면 좋다.

세부적인 관리방법은 토(土)부위인 코, 복부, 다리 전면관리를 하며 수(水)부위인 등과 다리 후면관리를 세심하게 해주면 더 좋다.

화장품 선택은 콜라겐, 히알루론산, 알로에, 알부틴, 닥나무추출물, 나이아신아마이드, 아스코빌글루코사이드 등의 수분과 미백기능성 화장품을 사용하며, 자외선은 외인성 노화의 80%를 차지하므로 외출 시 반드시 자외선차단제 사용을 생활화하는 것이 좋으며, 관리 프로그램은 봄과 여름에 특히 수분과 진정관리 프로그램을 추천한다.

사례7. 오행의 주체가 음의 수인 계수

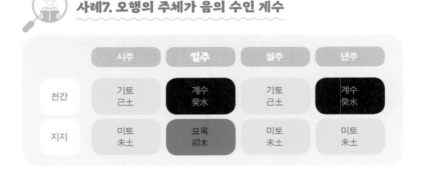

	시주	일주	월주	년주
천간	기토 己土	계수 癸水	기토 己土	계수 癸水
지지	미토 未土	묘목 卯木	미토 未土	미토 未土

이 오행의 주체인 계수(癸水)는 음의 수로 물질적인 의미로 이슬비, 계곡물로 더운 여름인 기미월(己未月)에 태어나 성격이 소심하고

의지가 약하며 몸에 열기를 많이 품고 있으므로 열기를 빼주는 관리가 좋으며 전체 오행의 분포를 보면 지지에 열토(土)가 많으므로 금(金)과 수(水)로 관리하면 좋은 오행이다.

피부타입은 건성피부이며 턱 주위에 약간의 아토피 증상이 있다. 계절별 관리에서 봄과 여름에 외출 후 귀가하여 즉각적인 진정 관리 및 수분관리를 해주는 것이 좋으며 세부적인 관리방법은 얼굴관리 시 금(金)부위인 오른쪽 볼, 수(水)부위인 귀와 턱 주위를 세심하게 관리하며 바디관리 시 금(金)부위인 가슴과 팔, 수(水)부위인 등(背)부위를 세심하게 관리해 주면 좋다.

화장품 선택은 콜라겐과 히알루론산, 알로에, 세라마이드 등의 수분공급과 외부 자극으로부터 뛰어난 장벽 및 보습기능이 함유된 제품을 사용하면 좋다.

사례8. 오행의 주체가 양의 목인 갑목

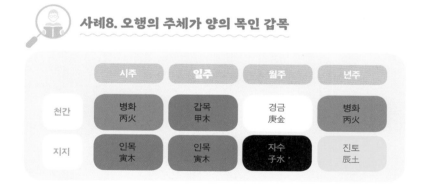

	시주	일주	월주	년주
천간	병화 丙火	갑목 甲木	경금 庚金	병화 丙火
지지	인목 寅木	인목 寅木	자수 子水	진토 辰土

이 오행의 주체인 갑목(甲木)은 양(陽)의 목(木)으로 소나무, 전나무

의 거목을 의미하며 나무가 성장하여 뿌리를 내리기 위해서는 땅에 온기와 습기가 있어야 뿌리를 내려 열매를 맺을 수 있다. 전체 오행의 구성을 보면 목(木)이 강하므로 화(火)로 관리하면 좋은 오행이다.

피부타입은 건성이며 사계절 중 특히 겨울에는 혈액순환을 촉진시켜 주는 피부관리를 해줌으로써 피부톤은 밝아져 윤기와 생기가 있어 보이게 된다. 세부적인 관리방법은 얼굴관리 시 이마, 바디는 가슴과 팔, 등관리를 할 때 좀 더 세심하게 관리를 해주면 좋으며 기초화장품은 수분, 주름관리에 도움을 주는 제품을 사용한다.

이러한 고객이 피부관리실에 방문했을 때 추천관리 프로그램은 봄과 여름에는 얼굴 중심의 수분관리가 좋으며 가을과 겨울에는 바디관리를 해줘 순환을 도와주는 것이 좋으며 관리실 룸의 조도를 약간 낮추어 은은한 분위기를 연출하며 잔잔하고 부드러운 클래식연주를 들려주며, 관리 후에는 따뜻한 차나 음료를 접대하는 것이 관리의 시너지효과를 준다.

 사례9. 오행의 주체는 양의 토인 무토

	시주	일주	월주	년주
천간	경금 庚金	무토 戊土	신금 辛金	경금 庚金
지지	신금 申金	진토 辰土	사화 巳火	진토 辰土

이 오행의 주체인 무토(戊土)는 사막, 메마른 땅이어서 수(水)가 있어야 나무가 자랄 수 있는 땅의 역할이 되는데 여름인 사월(巳月, 4월)에 태어나 더욱 메마른 땅이 되어있으며 전체 오행의 분포를 토(土)가 강하므로 토(土)를 빼주는 금(金)과 수(水)로 관리하면 좋은 오행이다.

무토의 피부타입은 건성피부이며 사계절 중 여름에는 외출 후 귀가하여 즉각적인 진정, 수분관리를 해주는 것이 중요하다.

세부적인 관리방법은 얼굴관리 시 금(金)부위인 오른쪽 볼과 수(水)부위인 귀와 턱 주위를 세심하게 관리하며 바디관리 시 금(金)부위인 가슴과 팔관리, 수(水)부위인 등과 다리 하체부위를 세심하게 관리해 주면 좋고 관리 프로그램은 사계절 중 봄과 여름에 수분관리가 중요하며, 화장품 선택은 콜라겐, 히알루론산 등의 수분제품을 사용하는 것이 좋다. 이러한 고객이 피부관리실에 방문했을 때 시각적으로 관리실 룸의 조도를 낮추고 부드럽고 조용한 클래식연주를 들려주면 좋다.

 ## 사례10. 오행의 주체는 음의 금인 신금

	시주	일주	월주	년주
천간	신금 辛金	신금 辛金	갑목 甲木	무토 戊土
지지	묘목 卯木	묘목 卯木	인목 寅木	인목 寅木

이 오행의 주체인 신금(辛金)은 제련된 금(金)으로 보석을 의미하는데 갑인월(甲寅月)에 태어나 전체 오행의 구성을 보면 목(木)이 강하므로 신금(辛金)은 목(木)으로 종(從)하므로 목(木)과 화(火), 수(水)로 관리하면 좋은 오행이다.

신금의 피부타입은 건성피부이며 계절관리에서 봄에 피부에 윤기를 부여하기 위해 관리를 해주면 좋고 세부적인 관리방법은 얼굴관리 시 목(木)부위인 눈과 왼쪽 볼, 화(火)부위인 팔관리, 수(水)부위인 귀와 턱 주위를 세심하게 관리하며 바디관리 시 목(木)부위인 바디 측면과 다리관리, 수(水)부위인 등과 다리 후면관리를 세심하게 관리해 주는 것이 좋으며 관리 프로그램과 기초화장품은 봄과 여름에는 수분관리 프로그램을 가을과 겨울에는 미백관리 프로그램을 추천하며 수분과 미백기능성 화장품을 사용하면 좋다.

이러한 오행의 주체가 피부관리실에 방문했을 때 시각적으로 관리실 룸의 조도를 낮추고 청각적으로 부드럽고 낮은 선율의 클래식을 들려주며 관리 후 달콤한 다과와 향기로우면서 부드러운 커피나 자몽차를 접대하는 것이 편안함을 느껴 관리의 시너지효과를 준다.

사례11. 오행의 주체는 음의 목인 을목

	시주	일주	월주	년주
천간	신금 辛金	을목 乙木	기토 己土	무토 戊土
지지	사화 巳火	해수 亥水	미토 未土	인목 寅木

이 오행의 주체인 을목(乙木)이 늦여름인 기미월(己未月)에 태어나 전체 오행의 구성을 보면 토(土)가 강하므로 강한 토(土)를 빼주는 금(金)과 수(水)로 관리하면 좋은 오행이다.

을목의 피부타입은 건성피부이며 사계절 중 봄과 여름에는 특히 수분섭취와 수분관리를 잘해주어야 하며 외출 시 자외선차단제로 피부를 보호해 주는 것이 중요하며 귀가 후에는 즉각적인 진정관리를 해주는 것이 좋다. 세부적인 관리방법은 얼굴관리 시 볼과 턱, 바디관리 시 가슴과 팔, 등관리를 좀 더 세심하게 관리하면 좋고 기초화장품은 수분과 미백제품 사용이 좋으며 봄과 여름에는 수분집중관리 프로그램이 좋으며 가을과 겨울에는 미백관리를 추천한다. 또한, 이러한 고객이 피부관리실을 방문했을 때 관리실의 조도를 약간 낮추어 주며 부드러운 선율의 클래식음악을 들려주면 관리의 시너지효과를 준다.

사례12. 오행의 주체는 양의 화인 병화

	시주	일주	월주	년주
천간	을목 乙木	병화 丙火	무토 戊土	경금 庚金
지지	미토 未土	오화 午火	자수 子水	진토 辰土

이 오행의 주체인 병화(丙火)는 한겨울인 자월(子月, 11월)에 태어나 토(土)가 강하므로 강한 토(土)를 제어하는 목(木)으로 관리하면 좋은 오행이다.

병화의 피부타입은 토(土)가 많고 수(水)가 부족하여 건성피부이며 봄과 여름에 수분과 진정관리에 포커스을 두고 관리하며, 세부적인 피부관리법은 목(木)부위인 눈과 왼쪽 볼과 바디 측면, 수(水)부위인 귀와 등부위를 세심하게 관리해 주면 좋다.

추천관리 프로그램은 수분과 주름, 탄력관리이며 콜라겐, 히알루론산, 레티놀, 아데노신, EGF 등의 수분과 주름개선, 탄력관리에 도움을 주는 제품이 좋다.

사례13. 오행의 주체는 양의 목인 갑목

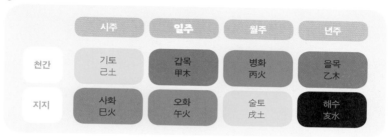

	시주	일주	월주	년주
천간	기토 己土	갑목 甲木	병화 丙火	을목 乙木
지지	사화 巳火	오화 午火	술토 戌土	해수 亥水

이 오행의 주체인 갑목(甲木)은 소나무, 큰 나무로 오행 중에서 유일한 생명체로 비옥한 땅에 뿌리를 내려 열매를 맺기를 원하기 때문에 적당한 수분을 함유하고 있는 기토(己土)를 좋아한다. 전체 오행의 분포를 보면 목생화(木生火)에서 화생토(火生土)로 귀결되고 갑기합(甲己合)이 되므로 토(土)와 함께 수(水)로 관리하면 좋은 오행이다.

갑목의 피부타입은 건성이며 외출 시 반드시 자외선차단제를 사용하며 사계절 중 봄, 여름에는 귀가 후 즉각적인 수분과 진정관리를 해주는 것이 좋다. 기초화장품은 수분제품과 미백에 기능성 제품을 사용함으로써 피부톤을 밝게 연출할 수 있다.

이러한 고객이 피부관리실을 방문했을 때 관리실 룸의 조도는 은은하게 해주고 경쾌한 클래식보다 부드럽고 잔잔한 클래식연주를 들려주면서 얼굴관리 시 토(土)부위인 코, 수(水)부위인 귀와 턱 주위를 세심하게 관리하며 바디관리 시 목(木)부위인 복부와 다리, 수(水)부위인 등과 다리 후면관리를 세심하게 관리하면 더욱 좋다. 또

한 관리 후에는 약간의 단맛이 있는 차나 음료를 접대하면 관리의
만족도를 높일 수 있다. 추천관리는 봄과 여름에는 수분관리 프로
그램을 가을과 겨울에는 미백관리 프로그램이 좋다.

사례14. 오행의 주체는 양의 목인 갑목

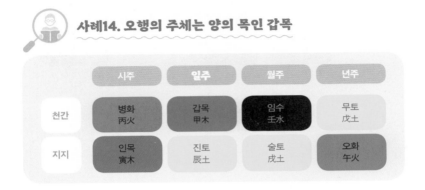

	시주	일주	월주	년주
천간	병화 丙火	갑목 甲木	임수 壬水	무토 戊土
지지	인목 寅木	진토 辰土	술토 戌土	오화 午火

　이 오행의 주체인 갑목(甲木)은 양(陽)의 목(木)으로 소나무, 전나무
로 위로 솟아오르는 나무로 가을의 환절기인 술월(戌月, 9월)에 태어
나 화(火)와 토(土)가 강하여 갑목(甲木) 자신은 없어지고 토(土)를 따
라가므로 토(土), 금(金), 수(水)로 관리하면 좋은 오행이다.
　갑목의 피부타입은 수기가 부족하여 건성피부이며 사계절 중 봄
과 여름에 수분관리가중요하다. 세부적인 관리방법은 얼굴관리 시
토(土)부위인 코, 금(金)부위인 오른쪽 볼, 수(水)부위인 귀를 좀 더
세심하게 관리해 주며, 바디관리 시 금(金)부위인 가슴과 팔, 토(土)
부위인 복부와 다리, 수(水)부위인 등과 하체 후면관리를 세심하게
관리를 해주면 좋다. 기초화장품은 수분과 탄력제품을 사용하면 좋

으며 봄과 여름에는 수분관리 프로그램을 가을과 겨울에는 탄력관
리 프로그램이 좋다.

　이러한 고객이 피부관리실을 방문했을 때 관리실 룸은 시각적으
로 안정감을 주는 조도로 낮추어 주는 것이 좋다.

 ## 사례15. 오행의 주체는 음의 금인 신금

	시주	일주	월주	년주
천간	을목 乙木	신금 辛金	계수 癸水	신금 辛金
지지	미토 未土	묘목 卯木	사화 巳火	사화 巳火

　이 오행의 주체인 신금(辛金)은 제련된 금(金)으로 여름인 사월(巳
月, 4월)에 태어나 밝고 예의 바르며 전체 오행의 분포를 보면 목(木),
화(火)가 강하므로 토(土)로 관리하면 좋은 오행이다.

　신금의 피부타입은 건성피부이며 사계절 중 여름에 수분과 진정
관리가 중요하며 충분한 수분공급을 해주면 좋다. 세부적 관리방법
은 토(土)부위인 코, 복부, 다리관리를 좀 더 세심하게 관리해 주며,
기초화장품은 수분함량이 높은 제품을 사용하며 이너뷰티를 위해
콜라겐, 히알루론산 성분이 들어간 식품을 섭취하면 더욱 좋다.

　또한, 고객이 피부관리실을 방문했을 때 시각적으로 관리실 분위

기가 밝다면 룸의 조도를 조금은 어둡게 낮추어 주고 음악도 밝고 경쾌한 것보다 부드러운 선율의 클래식을 들려주면서 관리하는 것이 시너지효과를 준다.

사례16. 오행의 주체는 음의 목인 을목

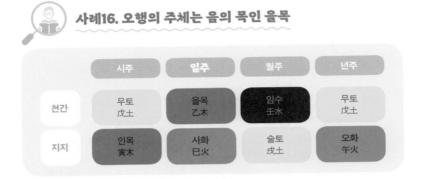

	시주	일주	월주	년주
천간	무토 戊土	을목 乙木	임수 壬水	무토 戊土
지지	인목 寅木	사화 巳火	술토 戊土	오화 午火

이 오행의 주체인 을목(乙木)은 음(陰)의 목(木)으로 잔디, 넝쿨식물, 화초를 의미하며 전체 오행의 분포를 보면 화(火)와 토(土)가 강하므로 금(金)과 수(水)로 관리하면 좋은 오행이다.

을목의 피부타입은 건성피부로 사계절 중 봄과 여름에 수분관리가 중요하며 세부적인 관리방법은 얼굴관리 시 수(水)부위인 귀와 턱을 세심하게 관리해 주며 바디관리 시 수(水)부위인 등과 다리 후면관리를 세심하게 해주면 좋고 기초화장품은 수분제품과 탄력제품을 사용하면 좋다.

이러한 고객이 피부관리실을 방문했을 때 관리실 룸의 조도는 은은하게 낮추고 잔잔하고 부드러운 선율의 클래식연주를 들려주면 안정감을 느껴 만족도가 높다.

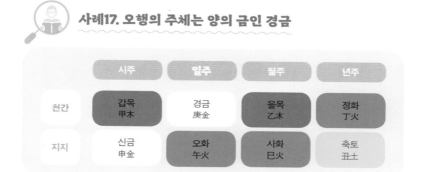

사례17. 오행의 주체는 양의 금인 경금

	시주	일주	월주	년주
천간	갑목 甲木	경금 庚金	을목 乙木	정화 丁火
지지	신금 申金	오화 午火	사화 巳火	축토 丑土

이 오행의 주체인 경금(庚金)은 여름인 사월(巳月, 4월)에 태어나 전체 오행을 보면 목생화(木生火) 되어 화(火)가 강하므로 강한 화(火)를 빼주는 토(土)와 수(水)로 관리하면 좋은 오행이다.

경금의 피부타입은 건성피부로 계절별 관리에서 여름에 수분과 진정관리를 해주는 것이 중요하므로 외출한 후 귀가하여 즉각적인 진정과 수분공급을 위해 수분 팩을 매일 해주는 것이 좋다.

세부적인 관리방법은 얼굴관리 시 토(土)부위인 코와 수(水)부위인 귀와 턱 주위, 바디관리 시 토(土)부위인 복부와 다리관리, 수(水)부위인 등(背)관리와 다리 후면관리를 할 때 좀 더 세심하게 해주면 좋으며, 기초화장품 선택은 콜라겐, 히알루론산, 알로에 등의 수분성분이 제품을 사용하면 좋으며 봄과 여름에는 수분관리 프로그램을 추천한다.

이러한 고객이 피부관리실에 방문했을 때 관리실 룸의 조도를 은은하게 낮추어 주고 우아하고 부드러운 선율의 클래식연주를 들려주면 좋다.

🔍 사례18. 오행의 주체는 양의 토인 무토

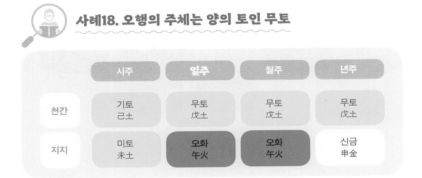

	시주	일주	월주	년주
천간	기토 己土	무토 戊土	무토 戊土	무토 戊土
지지	미토 未土	오화 午火	오화 午火	신금 申金

이 오행의 주체인 무토(戊土)의 양(陽)의 토(土)로 황무지, 사막을 의미하므로 적당한 물이 있어야 생명체인 목(木)이 자랄 수 있는 조건이므로 물을 좋아하는 오행이다. 전체 오행의 분포를 보면 화(火)와 토(土)로 이루어져 있으므로 금(金)과 수(水)로 관리하면 좋은 오행이다.

무토의 피부타입은 메마르고 건조한 땅에 화(火)의 더운 열기가 더해져 더욱 건조하며 피부톤도 밝지 못하고 약간 붉은 톤으로 칙칙해 보이는 피부이며 탄력은 좋다. 계절별 관리에서 봄과 여름에는 수분관리를 집중해 줘야 하며 평소 수분섭취를 충분히 해주며 활동으로 노폐물을 배출해 주는 것이 좋으며 외출 후 귀가 시 즉각적인 진정관리를 해주는 것이 중요하다.

세부적인 관리방법은 얼굴관리 시 금(金)부위인 오른쪽 볼 수(水)부위인 귀와 턱 주위를 세심하게 관리하며 바디관리 시 금(金)부위인 가슴과 팔관리, 수(水)부위인 등부위를 관리할 때 세심하게 관리하며 기초화장품과 관리 프로그램은 수분과 미백에 도움을 주는 제품이 좋으며 봄과 여름에는 수분집중관리를 가을과 겨울에는 미백관리 프로그램을 하면 좋다. 또한, 관리실 룸의 조도는 낮추고 부드러운 클래식음악을 들려주면 좋다.

사례19. 오행의 주체는 음의 수인 계수

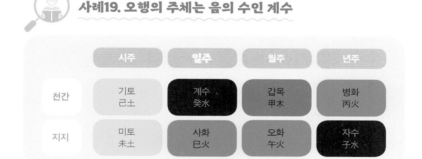

	시주	일주	월주	년주
천간	기토 己土	계수 癸水	갑목 甲木	병화 丙火
지지	미토 未土	사화 巳火	오화 午火	자수 子水

이 오행의 주체인 계수(癸水)는 음(陰)의 수(水)로 이슬비, 계곡물로 마음이 온순하고 깨끗한데 한여름인 오월(午月, 5월)에 태어나 조급한 성향으로 전체 오행의 구성을 보면 화(火)가 강하므로 토(土)와 수(水)로 관리하면 좋은 오행이다.

계수의 피부타입은 수(水)가 부족하여 건성이며 사계절 중 봄, 여름에 수분과 진정관리 중요하며 기초화장품은 수분제품과 주름기능성 화장품을 사용하면 좋다.

세부적인 관리방법은 얼굴관리 시 토(土)부위인 코와 수(水)부위인 귀와 턱, 바디관리 시 토(土)부위인 복부와 다리관리, 수(水)부위인 등관리를 할 때 세심하게 해주면 더 좋다. 또한, 관리실 룸은 너무 밝지 않도록 조도를 낮추어 주며 부드러우면서 안정감을 주는 클래식 음악을 들려주며 봄과 여름에는 수분관리 프로그램을 가을과 겨울에는 탄력관리를 추천한다.

사례20. 오행의 주체는 양의 화인 병화

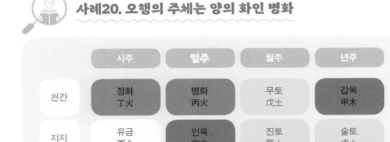

	시주	일주	월주	년주
천간	정화 丁火	병화 丙火	무토 戊土	갑목 甲木
지지	유금 酉金	인목 寅木	진토 辰土	술토 戌土

이 오행의 주체인 병화(丙火)는 양(陽)의 화(火)로 태양을 의미하며 봄의 환절기인 진월(辰月, 3월)에 태어나 전체 오행의 분포를 보면 토(土)가 강하므로 병화에게 도움을 주는 목(木)으로 관리하면서 수(水)도 함께 관리하면 좋은 오행이다.

병화(丙火)의 피부톤은 밝고 건성피부이며 사계절 중 봄과 여름에 수분관리가 중요하다. 이러한 고객이 피부관리실에 방문했을 때 기초화장품은 수분제품을 사용하며 사계절 중 봄과 여름에 수분 프로그램을 추천한다. 세부적인 관리방법은 얼굴관리 시 목(木)부위인 눈과 왼쪽 볼, 수(水)부위인 귀와 입 주위를 관리할 때 세심하게 관리하고 바디관리 시 목(木)부위인 바디 측면과 다리관리, 수(水)부위인 등관리를 세심하게 관리해 주는 것이 좋으며 관리실 룸의 조도는 은은하게 낮추어 주고 부드러운 선율의 클래식 음악을 들려 주면 관리의 시너지효과를 준다.

사례21. 오행의 주체는 음의 목인 을목

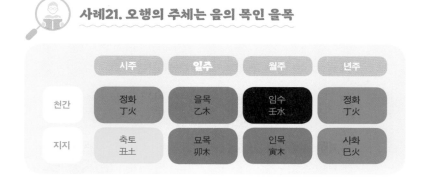

이 오행의 주체인 을목(乙木)은 굽은 등나무, 풀, 잡초로 번식력이 뛰어나듯이 부드러우며 생활력이 강한데 일지 묘목과 월지에 인목이 있어서 유연성과 끈기가 있는 외유내강형으로 새싹이 자라는 인생의 아동기로 밝은 성격을 가진 소유자로 전체 오행의 구성을 보면 목(木)이 강하며 봄의 시작인 인월(寅月, 1월)에 태어나 봄이

라 하기엔 아직 추우므로 생명체인 목(木)이 성장해서 뿌리를 내리려면 따뜻한 온기인 화(火)를 필요로 하는 오행이다. 그러므로 강한 목의 기운을 빼면서 목에게 도움이 되는 화(火)로 관리하면 좋은 오행이다.

피부타입은 건성이며 계절별 관리에서 봄과 여름에 수분관리 해주고 가을과 겨울에는 전신순환관리를 해주면 좋다. 세부적인 관리방법은 얼굴관리를 할 때 화(火)부위인 이마, 바디관리 시 가슴과 팔을 세심하게 관리하며 관리실 룸의 조도는 낮추어 주며 잔잔한 클래식음악을 들려주는 것이 만족도가 높으며 기초화장품과 추천 관리 프로그램은 수분과 주름관리 제품과 관리 프로그램이 좋다.

사례22. 오행의 주체는 음의 금인 신금

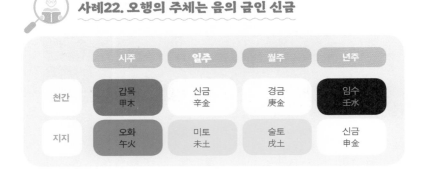

	시주	일주	월주	년주
천간	갑목 甲木	신금 辛金	경금 庚金	임수 壬水
지지	오화 午火	미토 未土	술토 戌土	신금 申金

이 오행의 주체인 신금(辛金)은 제련된 금(金)으로 늦가을인 술월(戌月, 9월)에 태어나 전체 오행의 구성을 보면 토(土)와 금(金)이 강하므로 수(水)로 관리하면 좋은 오행이다.

피부타입은 건성피부이며 사계절 중 봄과 여름에 수분관리가 중요하다. 세부적인 피부관리 방법은 얼굴관리 시 수(水)부위인 귀와 턱을 세심하게 관리하며 바디관리 시 다리관리, 등관리를 세심하게 관리하면 좋고, 관리 프로그램과 기초화장품은 봄과 여름에는 수분관리를 가을과 겨울에는 미백관리를 추천하며, 수분과 미백에 도움을 주는 제품을 사용하면 좋다.

사례23. 오행의 주체는 양의 목인 갑목

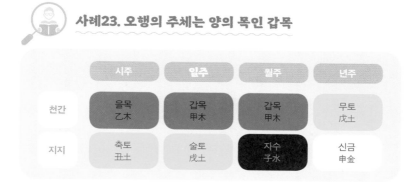

	시주	일주	월주	년주
천간	을목 乙木	갑목 甲木	갑목 甲木	무토 戊土
지지	축토 丑土	술토 戌土	자수 子水	신금 申金

이 오행의 주체는 갑목(甲木)이다. 갑목(甲木)은 양(陽)의 목(木)으로 오행 중에서 유일한 생명체로 땅에 뿌리를 내려 성장하기를 원하는데 그러기 위해서는 일정한 온도와 물이 있어야 성장이 가능하다. 그런데 전체 오행의 분포를 보면 토(土)가 강하므로 금(金)으로 관리하면서 자월(子月, 11월)에 태어나 온기 없으므로 화(火)도 관리하면 좋은 오행이다.

갑목(甲木)의 피부타입은 겨울에 태어나 건조한 토가 강하고 화(火)

의 온기가 부족하여 건성피부에 기미가 있는 피부이므로 사계절 중 겨울에는 혈액순환촉진을 위해 관리해 주면 더 좋다. 세부적인 관리 방법은 얼굴관리 시 금(金)부위인 오른쪽 볼, 화(火)부위인 이마를 세심하게 관리해 주고 바디관리 시 금(金)과 화(火)부위인 가슴과 팔을 세심하게 관리해 주면서 관리실 룸의 조도는 따뜻한 느낌으로 연출하며 잔잔한 클래식 음악을 들려주면 좋으며 기초화장품과 관리 프로그램은 수분과 미백에 도움을 주는 제품이 좋으며 수분관리와 미백관리를 추천하면 좋으며 외출 시 반드시 자외선으로부터 피부보호를 위해 자외선차단제 도포를 꼼꼼하게 해주는 게 좋다.

사례24. 오행의 주체는 음의 금인 신금

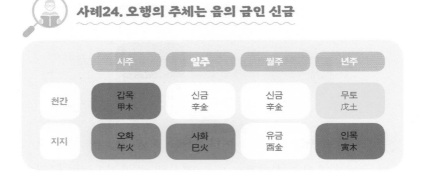

	시주	일주	월주	년주
천간	갑목 甲木	신금 辛金	신금 辛金	무토 戊土
지지	오화 午火	사화 巳火	유금 酉金	인목 寅木

이 오행의 주체인 신금(辛金)은 음(陰)의 금(金)으로 자기 계절인 신유월(辛酉月)에 태어나 강하며 고집이 있는 성향이다. 전체 오행의 구성을 보면 금(金)이 강하고 수(水)가 없으므로 화(火)로 관리하면서 수(水)도 함께 관리하면 좋은 오행이다.

신금(辛金)의 피부타입은 탄력이 있으며 건성피부로 계절별 관리에서 여름에 수분관리 포커스를 두면 좋다. 세부적인 관리방법은 얼굴관리 시 화(火)부위인 이마, 수(水)부위인 귀와 턱 주위를 세심하게 관리해 주며 바디관리 시 화(火)부위인 가슴과 팔, 수(水)부위인 등과 하체 후면관리를 세심하게 하며 관리실 룸의 조도는 은은하게 하며 잔잔한 클래식음악을 들려주면 관리 만족도가 높다. 관리 프로그램은 봄과 여름에는 수분관리, 가을과 겨울에는 주름관리 프로그램이 좋으며 기초화장품은 수분과 주름개선 기능성 화장품을 사용하면 좋다.

사례25. 오행의 주체는 양의 금인 경금

	시주	일주	월주	년주
천간	갑목 甲木	경금 庚金	을목 乙木	신금 辛金
지지	신금 申金	인목 寅木	미토 未土	유금 酉金

이 오행의 주체인 경금(庚金)은 양(陽)으로 바위, 원석을 의미하며 늦여름인 미월(未月, 6월)에 태어나 열기가 있는 바위로 전체 오행 구성을 보면 금(金)이 강하므로 수(水)로 관리하면 좋은 오행이다.

피부타입은 표피가 얇은 건성피부이며 외출 시 반드시 자외선차단제를 사용하며 귀가 후에는 즉각적인 수분을 공급하는 진정관리를 해주는 것이 중요하며 사계절 중 봄, 여름에 수분관리에 집중하며 기초화장품은 콜라겐, 히알루론산, 세라마이드, EGF 등의 수분 공급과 보호 장벽을 강화하는 고보습제품을 사용하는 것이 좋다. 세부적인 관리방법은 얼굴관리 시 수(水)부위인 귀와 입 주위, 바디관리 시 수(水)부위인 등부위와 다리 후면관리를 할 때 좀 더 세심하게 해주면 좋다.

관리실 룸의 조도는 은은하게 낮추어 주며 안정감을 주는 클래식 음악을 들려주면 좋다.

🔍 사례26. 오행의 주체는 음의 토인 기토

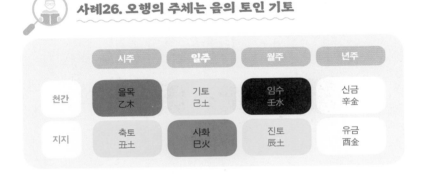

	시주	일주	월주	년주
천간	을목 乙木	기토 己土	임수 壬水	신금 辛金
지지	축토 丑土	사화 巳火	진토 辰土	유금 酉金

이 오행의 주체인 기토(己土)는 음(陰)의 토(土)로 전체 오행의 구성을 보면 토(土)가 강하므로 금(金)으로 관리하면 좋다.

기토의 피부타입은 중·건성피부이며 계절별 관리에서 봄과 여름에 수분관리에 포커스를 두면 좋다. 세부적인 관리방법은 얼굴과 바디관리 시 금(金)부위인 오른쪽 볼, 가슴과 팔부위, 수(水)부위인 등(背)관리와 다리관리 시 세심하게 관리를 해주면 좋다.

기초화장품 선택은 콜라겐, 히알루론산, NMF 등의 수분제품을 사용하면 좋다.

🔍 사례27. 오행의 주체는 음의 수인 계수

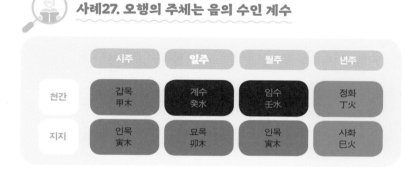

	시주	일주	월주	년주
천간	갑목 甲木	계수 癸水	임수 壬水	정화 丁火
지지	인목 寅木	묘목 卯木	인목 寅木	사화 巳火

이 오행의 주체인 계수(癸水)는 이슬비, 계곡물로 깨끗한 생명수로 인월(寅月, 1월)에 태어나 일지에 묘목(卯木)과 시주에 갑인목(甲寅木)으로 인해 수(水)기가 너무 많이 빠지므로 주체인 계수(癸水)의 본성이 없어지고 강한 목(木)을 따라가므로 계수(癸水)는 목(木)의 성품으로 생기발랄한 성향을 띤다. 그러므로 목(木)으로 관리하면서 목(木)을 생(生)해주는 수(水)도 함께 관리하면 좋다.

계수의 피부타입은 건성이며 봄과 여름에 수분관리를 잘해주며 세부적인 관리방법은 얼굴관리 시 목(木)부위인 눈과 왼쪽 볼, 목(水)부위인 귀와 턱 주위를 세심하게 관리하며 바디관리 시 목(木)부위인 바디 측면과 다리관리, 수(水)부위인 등관리를 세심하게 관리해 주며, 기초화장품은 수분, 주름개선에 도움을 주는 제품을 사용하면 좋다.

이러한 고객이 피부관리실에 방문했을 때 관리실 룸의 조도를 낮추어 은은하게 해주며 부드럽고 조용한 클래식연주를 들려주면 좋다.

사례28. 오행의 주체는 양의 금인 경금

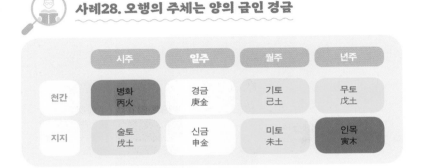

	시주	일주	월주	년주
천간	병화 丙火	경금 庚金	기토 己土	무토 戊土
지지	술토 戌土	신금 申金	미토 未土	인목 寅木

이 오행의 주체인 경금(庚金)은 양(陽)의 금으로 원석, 바위, 철강으로 제련이 되어 생활의 쓰임새가 되거나 수원지가 되어서 생명체가 살 수 있도록 해주는 것이 의무이다. 경금은 결단력, 의리, 순수성은 있으나 융통성은 부족함을 의미하며 일지에 신금이 있고 월지에 열기가 강한 미토가 더욱더 융통성 부족하다. 전체 오행의 분포를 보면 토생금(土生金)으로 강하므로 생활의 쓰임새가 있는 화(火)로 관리하면서 수(水)도 함께 관리하면 좋은 오행이다.

피부타입은 토(土)가 많고 수(水)가 없어 피부에 윤기가 없으며 내열이 강한 미월(未月, 6월)에 태어나 긁으면 피부가 붉어지는 건성피부이다. 계절적으로 여름에 수분관리에 포커스를 맞춰주면 좋다. 세부적인 관리방법은 얼굴관리 시 화(火)부위인 이마, 수(水)부위인 귀를 세심하게 관리하며 바디관리 시 화(火)부위인 가슴과 팔, 수(水)부위인 등관리와 다리 후면관리를 세심하게 관리해 주면 좋고 기초화장품은 콜라겐, 히알루론산 등의 수분제품 사용하면 좋다. 또한 규칙적인 운동을 통해 노폐물 배출이 원활하게 해주는 것이 좋으며 평소 식생활습관에서 지나치게 단 음식 많이 섭취하는 것은 피부에 좋지 않다.

🔍 사례29. 오행의 주체는 양의 화인 병화

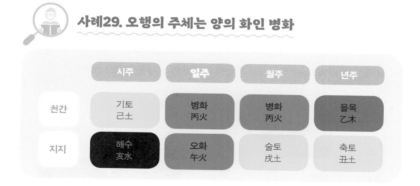

	시주	일주	월주	년주
천간	기토 己土	병화 丙火	병화 丙火	을목 乙木
지지	해수 亥水	오화 午火	술토 戌土	축토 丑土

이 오행의 주체인 병화(丙火)는 양(陽)의 화(火)로 가을의 환절기인 술월(戌月, 9월)에 태어나 토(土)가 과하므로 병화(丙火)에게 도움을 주는 목(木)으로 관리하면 좋은 오행이다.

병화의 피부는 열기가 강한 토(土)를 빼주는 금(金)이 없으므로 피부톤이 자극에 의해 쉽게 붉어지는 건성피부이다. 봄과 여름에 수

분과 진정관리가 중요하다. 세부적인 관리방법은 얼굴관리 시 목
(木)부위인 눈 주위와 왼쪽 볼과 수(水)부위인 귀와 턱 주변을 바디
관리 시 바디 측면인 목(木)부위인 옆구리 부위와 다리관리와 수(水)
부위인 등관리를 할 때 세심하게 해주며 관리실 룸의 조도는 낮추
며 실내온도를 높이지 않고 잔잔한 클래식음악을 들려주며 관리
후 여름에는 시원한 매실차, 평소에는 허브차를 마시면 좋다.

추천관리 프로그램은 수분과 미백관리 프로그램이 좋으며 기초
화장품 선택은 콜라겐, 히알루론산, 알로에 등의 수분제품과 알부
틴, 나이아신아마이드, 비타민 C 등의 미백제품을 사용하면 좋다.

사례30. 오행의 주체가 양의 토인 무토

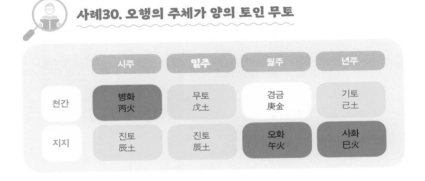

	시주	일주	월주	년주
천간	병화 丙火	무토 戊土	경금 庚金	기토 己土
지지	진토 辰土	진토 辰土	오화 午火	사화 巳火

이 오행의 주체는 양의 토인 무토(戊土)로 사막, 황무지, 메마른 땅
으로 수(水)가 있어야 생명체인 목(木)이 뿌리를 내릴 수 있는데 수
(水)가 없으며, 한여름인 오월에 태어나 더욱 건조하고 메마른 토
(土)이므로 열기가 강한 토(土)를 빼주는 금(金)과 수(水)로 관리하면

좋은 오행이다.

피부타입은 열기가 강한 화(火)의 영향으로 자외선에 의해 쉽게 붉어지는 건성피부이다. 사계절 중 봄과 여름에는 외출 시 반드시 자외선차단제를 사용하며 외출 후 즉각적인 수분공급 및 진정관리를 해야 한다.

세부적인 관리방법은 금(金)부위인 오른쪽 볼, 가슴과 팔, 수(水)부위인 귀와 입주위, 등, 다리관리를 할 때 좀 더 세심하게 관리해주며 관리 프로그램은 봄과 여름에는 수분관리를 추천하며 가을과 겨울에는 미백관리가 좋다. 기초화장품은 콜라겐, 히알루론산, 알로에, NMF, 알부틴, 나이아신아마이드, 아스코르빅애시드, 감초추출물 등의 수분과 미백기능성 화장품을 추천한다.

피부를 위한 좋은 식생활습관은 지나친 단 음식과 인스턴트식품 섭취는 좋지 않으며 충분한 수분섭취를 해주는 것이 피부에 좋다.

오행의 주체가 화(火)이면서 여름(4월, 5월, 6월)에 태어나 수(水)가 없는 경우와 토(土)이면서 전체 오행의 구성이 화(火)와 금(金)으로 이루어져 수(水)가 없는 피부가 건성피부에 속하며 사계절 중 봄과 여름에는 수분관리에 포커를 두며 외출 시는 반드시 자외선차단제를 바르고 외출하며 귀가 후 즉각적인 진정관리를 해주는 것이 중요하다. 피부는 반복적인 자극에 의해 노화는 가속화되기 때문이다.

※ 특히, 오행의 주체가 기미(己未)일주(日柱)에 미월(未月, 6월)에 태어난 경우 강한 열기를 품은 토(土)이므로 수(水)가 부족한 경우 아토피피부가 된다.

3

지성피부 & 트러블피부(여드름피부)

 사례 1. 오행의 주체는 양의 금인 경금

	시주	일주	월주	년주
천간	경금 庚金	경금 庚金	갑목 甲木	병화 丙火
지지	진토 辰土	자수 子水	오화 午火	자수 子水

　이 오행의 주체인 경금(庚金)은 원석으로 한여름인 오월(午月, 5월)에 태어나 밝은 성격을 띠며 전체 오행의 분포를 보면 수(水), 목

⒧木⒭, 화⒧火⒭가 강하므로 토⒧土⒭로 관리하면 좋은 오행이다.

피부타입은 일지와 월지, 년지에서 자오충⒧子午沖⒭ 하고 월간과 일간이 갑경충⒧甲庚沖⒭을 하므로 강한 열기가 배출되지 않아 중년기 전까지는 트러블이 있는 지성피부로 봄과 여름에는 얼굴관리 시 각질케어와 수분관리에 포커스를 두면 좋다.

세부적인 피부관리 방법은 얼굴관리 시 토⒧土⒭부위인 코와 금⒧金⒭부위인 오른쪽 볼과 수⒧水⒭부위인 귀와 턱 주위를 좀 더 세심하게 관리해 주며 바디관리 시 토⒧土⒭부위인 복부와 금⒧金⒭부위인 가슴과 팔을 관리하며 수⒧水⒭부위인 등과 다리 후면관리를 할 때 좀 더 세심하게 해준다. 또한, 오행의 주체의 기운을 빼주는 수⒧水⒭가 있지만 충⒧沖⒭이 되어 배출이 잘되지 않아 변비 증상도 있으므로 평소 충분한 수분섭취와 운동, 복부 마사지를 해주면 좋고 수분함량이 많은 과일을 섭취해 주는 것도 도움이 된다.

화장품 선택은 청소년기에는 여드름에 도움이 되는 전용제품을 사용하는 것이 좋으며 여름에는 특히 피지조절과 안색정화에 효과적인 머드 팩과 수분공급과 진정에 도움을 주는 알로에 팩 등을 해주면서 병풀추출물이 함유된 제품을 사용하면 소염과 진정, 재생에도 좋다.

사례2. 오행의 주체는 양의 수인 임수

	시주	일주	월주	년주
천간	신금 辛金	임수 壬水	무토 戊土	계수 癸水
지지	축토 丑土	오화 午火	오화 午火	유금 酉金

이 오행(五行)의 주체인 임수(壬水)는 바다, 큰 강물인데 한여름인 오월(午月, 5월)에 태어나 일지에도 열기 가득한 오화(午火)가 있어서 화(火)가 강하며, 화생토(火生土)로 가므로 금(金)과 수(水)로 관리하면 좋다.

임수의 피부는 열기가 강하고 수기(水氣)가 약하므로 지성에 여드름이 있는 피부이다. 이는 화기(火氣)가 분출되지 못해서 생기는 문제로 피부가 칙칙하고 피지분비가 많으며 사춘기에는 여드름이 더욱 심하며 피지분비가 퇴화되기 전까지는 피지조절과 각질케어를 잘해주는 것이 중요하며 중년기 전까지는 꾸준한 피지관리와 수분관리를 해주면 좋은 피부이다. 또한, 피부관리 방법은 여름철에 특히 강한 자외선 노출에 주의하여야 하며 외출 시 반드시 자외선차단제 사용을 하며 외출 후 즉각적인 진정과 수분공급에 중점을 두는 관리를 하는 것이 좋다.

세부적으로 얼굴관리를 할 때는 특히 금(金)부위인 오른쪽 볼과 수(水)부위인 귀 주변을 더 많이 관리하며 바디관리 시에는 금(金)부위인 가슴과 쇄골 부위, 팔관리를 해주며 수(水)부위인 등과 다리 후면관리를 할 때 세심하게 관리하면 좋다.

사춘기 때 여드름이 심할 경우는 각질케어 후 농포성 여드름은 모공을 열어준 뒤 여드름을 제거C/E(Comedo Extraction)한 후 항균, 항염, 진정에 좋은 팩을 하고 여드름 화장품을 데일리 케어로 사용하는 것이 좋다.

화장품 선택은 수분화장품과 피지조절 성분을 사용하면 좋다. 예를 들면 수분공급에 도움을 주는 히알루론산, 콜라겐과 살균, 소염, 각질제거, 진정, 재생에 효과적인 티트리, 병풀추출물(시카), 살리실린산(BHA), 알로에 등의 화장품을 사용하면 좋다. 특히 사춘기에는 논코메도제닉 제품을 사용하는 것이 모공을 막아서 여드름이 더 악화되는 것을 예방할 수 있다.

 사례3. 오행의 주체는 을의 화인 정화

	시주	일주	월주	년주
천간	무토 戊土	정화 丁火	계수 癸水	정화 丁火
지지	신금 申金	미토 未土	묘목 卯木	해수 亥水

이 오행의 주체인 정화(丁火)가 완연한 봄인 묘월(卯月, 2월)에 태어나 정화(丁火) 아래 미토(未土)가 있으며 전체 오행의 분포를 보면 목(木)과 화(火)가 강하므로 강한 화(火)를 제어하는 수(水)를 관리해 주는 것이 좋은 오행이다.

오행의 주체인 정화는 일지에 열기가 있는 미토(未土)가 있으며 지지(地支)에 해묘미(亥卯未) 삼합(三合)으로 목(木)이 되어 오행의 주체인 정화(丁火)에게 도와줘 화(火)가 강해지므로 강한 화(火)를 빼주는 수분이 있는 기토(己土), 축토(丑土)가 있으면 좋은데 시간(時干)에 건조한 흙은 무토(戊土)로는 강한 열기 배출이 어렵고 열기를 식혀줄 수(水)는 있지만 정계충(丁癸沖)으로 수(水)가 약하므로 피부는 화(火)로 인해 피지분비가 많으며 각질이 두꺼운 지성피부이다. 특히 사춘기에는 여드름이 나타나는 피부가 된다. 그러므로 각질관리와 피지조절관리, 수분공급관리에 포커스를 두면 좋다. 또한, 배출이 잘되지 않아서 변비가 있으며 이로 인해 피부 트러블은 가속화될 수 있다. 그래서 일상생활에서 운동을 통해 노폐물 배출 도와주며 충분한 수분섭취를 해주면서 수분함량이 높은 과일 섭취해 주면서 지나친 인스턴트식품은 자제하는 것이 변비와 피부에도 좋다.

세부적인 피부관리 방법은 얼굴관리 시 특히 코 부위와 턱 주변, 귀 주변을 바디관리 시 복부관리, 다리 전면관리와 등관리를 하면 좋다.

일상생활에서 화장품 선택법은 사춘기에는 특히 논코메도제닉(여드름전용) 제품을 데일리 케어로 사용하면서 농포성 여드름은 제거하기 위해 여드름관리를 하는 것이 좋으며, 화장품 성분은 알로에,

위치하젤, AHA, BHA, 머드, 티트리, 위치하젤, 병풀추출물, 설퍼, 히알루론산 등을 사용하면 좋다. 중 · 장년 이후에는 수분공급과 노화에 좋은 기능성 화장품을 사용한다.

사례4. 오행의 주체는 양의 화인 병화

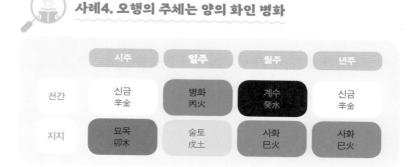

	시주	일주	월주	년주
천간	신금 辛金	병화 丙火	계수 癸水	신금 辛金
지지	묘목 卯木	술토 戌土	사화 巳火	사화 巳火

이 오행의 주체인 병화(丙火)는 양(陽) 화(火)로 하늘의 태양을 의미하며, 여름인 사월(巳月, 4월)에 태어나 더욱 강해져 있으며 전체 오행을 보면 지지(地支)는 전체 화(火)로 되어있어서 토(土)와 금(金)으로 관리하면서 수(水)도 함께 관리하면 좋은 오행이다.

병화의 피부타입은 열기가 많은 화(火)로서 이 열을 빼주지 못하므로 지성피부이며 계절적으로 여름에 수분공급과 피지관리에 포커스를 두면 좋다. 세부적인 관리방법은 얼굴관리 시 토(土)부위인 코와 금(金)부위인 오른쪽 볼과 수(水)부위인 귀와 턱 주위를 세심하게 관리해 주며 바디관리 시 토(土)부위인 복부와 금(金)부위인 가슴과 팔, 수(水)부위인 등관리와 하체 후면관리를 세심하게 관리하면 좋다.

추천관리 프로그램과 화장품 선택은 열기가 많으므로 수분관리 프로그램이 좋으며 화장품은 히알루론산, 콜라겐, 알로에 등의 수분함량이 높은 제품을 사용하는 것이 좋다.

오행피부에서는 오행의 주체의 기운이 강한데 빼주는 기운이 없거나, 화(火)가 강하며 이를 빼주는 기운과 수(水)가 없거나, 있어도 합(合), 충(沖)이 되면 지성피부에 여드름이 생기게 되며 사계절 중 봄부터 여름까지는 열기를 빼주는 관리를 해주는 것이 좋다.

일상생활에서 쉽고 간단하게 하는
셀프 얼굴 마사지

　　피부는 중력에 의해서 자연적으로 아래로 처지게 되는데 평소 얼굴에서 중요한 근육에 꾸준히 마사지 해줌으로써 얼굴 리프팅과 얼굴 비대칭, 주름예방, 부종, 두통에도 효과적인 저작근(음식을 씹을 때 사용하는 근육)인 측두근(관자근)과 교근(깨물근) 마사지를 하면 좋으며 최근 이 근육에 보톡스 시술을 통해 얼굴을 작게 보이는 효과를 줄 수 있어서 이용하는 부위이다. 이 측두근과 교근 주위는 혈관(천측두동맥과 정맥), 삼차신경(시신경, 상악신경, 하악신경)이 있어 두통, 치통, 턱관절에 문제 있는 경우 관리하는 곳이며 가볍게 마사지를 하면 노폐물을 배출에도 효과적이며, 이와 함께 목에 있는 고개를 좌우로 돌릴 때 사용되는 근육인 흉쇄유돌근(목빗근)도 혈관과 신경, 림프샘 존재하므로 측두근, 교근, 흉쇄유돌근이 경직되지 않도록 하루 5분씩 꾸준히 하면 얼굴의 노화예방에 도움을 준다. 특히, 잦은 스마트폰이나 컴퓨터 사용으로 거북목인 경우 흉쇄유돌근의 경직과 단축시켜 얼굴 비대칭과 머리가 한쪽으로 기울어진 사경증을 일으키는 원인이 되기도 한다.

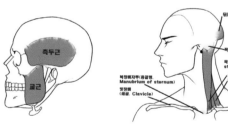

| 측두근, 교근 |　　　　　　　　| 흉쇄유돌근(목빗근) |

마사지 방법은

① 측두근을 수근(손바닥의 끝부분)이나 손가락 끝부분으로 지그시 눌러준다.
② 교근부위(귀 앞)를 입을 벌리고 수근(손바닥 끝부분)으로 늘린다.
③ 흉쇄유돌근을 엄지와 검지로 가볍게 잡고 부드럽게 마사지한 후 귀밑에서 쇄골 방향으로 쓸어내린다.

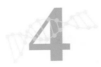

4

복합성피부

사례1. 오행의 주체가 양의 금인 경금

	시주	일주	월주	년주
천간	을목 乙木	경금 庚金	신금 辛金	병화 丙火
지지	유금 酉金	오화 午火	축토 丑土	진토 辰土

이 오행의 주체인 경금(庚金)은 양(陽)의 금(金)으로 바위, 제련되지 않은 금속으로 심성이 강직하고 순수함을 가지고 의리와 결단성이

강한 경금(庚金)으로 축월(丑月, 12월)에 태어나 경금 아래 오화가 있으며 전체 오행의 구성을 보면 토(土)와 금(金)이 강하므로 화(火)로 관리해 주면 좋은 오행이다.

경금의 피부타입은 겨울인 축월(丑月, 12월)에 태어났기 때문에 피부에 따뜻한 온기를 부여하는 것이 중요하다. 또한, 강한 금(金)을 빼주는 수(水)가 없으므로 변비가 있으며 피부톤은 그다지 밝지 못하며 T존은 피지분비가 많고 U존은 건조한 복합성피부이다. 관리 시에도 사계절 중 겨울에 피부관리를 해주면 더 좋으며 따뜻한 온기를 부여해줌으로 변비도 해결이 된다.

세부적인 관리방법은 화(火)부위인 이마와 가슴, 팔관리를 해주며 수(水)부위인 귀와 등관리를 좀 더 세심하게 관리하면 좋다.

추천관리 프로그램은 기본인 수분관리와 강한 에너지를 빼주지 못해 피부톤이 칙칙하므로 미백관리, 탄력관리 프로그램이 좋으며, 기초화장품은 히알루론산, 콜라겐, 알로에, EGF, 아데노신, 알부틴, 나이아신아마이드, 비타민C 등의 수분과 재생, 미백제품을 사용하면 좋다.

 사례2. 오행의 주체가 양의 수인 임수

	시주	일주	월주	년주
천간	기토 己土	임수 壬水	경금 庚金	신금 辛金
지지	유금 酉金	신금 申金	자수 子水	해수 亥水

이 오행의 주체인 임수(壬水)가 추운 겨울인 자월(子月, 11월)에 태어나 전체 오행의 구성도 금(金)과 수(水)로 되어있어서 따뜻한 온기를 필요하므로 강한 수(水)의 기운을 빼주는 목(木)과 화(火)로 관리해 주면 생기 있는 피부가 된다.

피부타입은 복합성피부이며 한겨울에 태어나 전체 오행의 구성이 음(陰)으로 되어있어 따뜻한 온기인 화(火)가 필요한데 화(火)가 없으므로 혈액순환이 잘되지 않고 피부톤은 칙칙하며 강한 기운을 빼주는 목(木)도 없으므로 변비와 부종이 잦으며 탄력저하 피부이다. 사계절 중 겨울철에 혈액순환촉진을 위해 피부관리가 중요하며 평소에도 운동을 통해 순환을 촉진시켜 주는 것이 건강과 피부에도 좋다.

세부적인 관리방법은 얼굴관리 시 목(木), 화(火)부위인 눈과 이마를 세심하게 관리해 주며 바디관리 시 가슴과 팔, 다리부위를 세심하게 관리해 주면 좋고 관리 프로그램은 가을과 겨울에 주름과 탄력관리 프로그램을 추천하며 화장품은 콜라겐, 히알루론산, 레티놀, 펩타이드, 아데노신 등의 수분과 주름에 도움을 주는 제품을 사용하면 좋다.

5

탄력피부

　　최근 다양한 매체를 통해 노화를 예방하기 위해 콜라겐 단백질 섭취의 중요성을 강조하면서 기능성 식품과 화장품을 판매하고 있다. 콜라겐은 인체를 구성하는 결합조직으로 30%를 차지하는 섬유성 단백질로 피부, 뼈, 연골, 인대, 혈관, 골격근, 머리카락, 손·발톱 등의 몸의 대부분을 차지하며 피부의 70%를 차지하며 그중에서 진피의 90% 차지하는 것이 콜라겐이다. 이러한 콜라겐이 20대부터 연 1%씩 감소하는데 40대에는 20대의 1/2, 60대에는 20대의 1/3로 감소해 피부에는 주름생성과 탄력저하현상이 나타나며 신체에 근육량이 감소하는 등 인체 전체에 노화가 진행되게 된다.

　　이러한 현상은 누구나 겪는 것인데 같은 연령대에서도 특별히 운

동을 하거나 하지 않는데도 탄력이 있는 피부를 볼 수 있다. 다음
은 탄력이 있는 피부 사례이다.

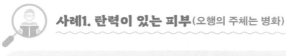

사례1. 탄력이 있는 피부(오행의 주체는 병화)

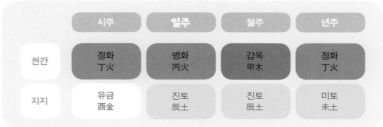

	시주	일주	월주	년주
천간	정화 丁火	병화 丙火	갑목 甲木	정화 丁火
지지	유금 酉金	진토 辰土	진토 辰土	미토 未土

　이 오행의 주체인 병화(丙火)는 밝은 태양으로 대지를 밝게 비추
면서 자신의 존재가치를 가지고자 하는데 전체 오행의 구성을 보
면 토(土)가 강하므로 병화(丙火)를 도와주는 목(木)으로 관리하면 좋
은 오행이다.

　병화(丙火)의 피부는 탄력이 있으면서 중·건성피부이며 사계절
중 봄과 여름에 특히 충분한 수분섭취와 수분과 진정관리가 중요
하다. 세부적 관리방법으로 얼굴관리 시 목(木)부위인 눈 주위와 왼
쪽 뺨, 수(水)부위인 귀와 턱부위 관리가 좋으며 바디관리 시 목(木)
부위인 다리관리와 수(水)부위인 등관리가 좋다.

　화장품 선택법은 히알루론산, 콜라겐, 알로에, 판테놀 등의 수분
제품이 좋고 레티놀, 레티닐팔미테이트, 아데노신 등의 주름개선

화장품이 좋으며 외출 시 반드시 자외선차단제를 사용한다.

사례2. 탄력이 있는 피부(오행의 주체는 무토)

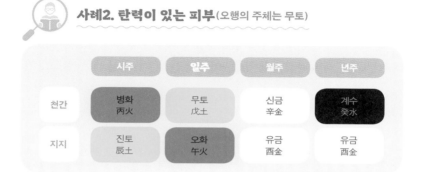

	시주	일주	월주	년주
천간	병화 丙火	무토 戊土	신금 辛金	계수 癸水
지지	진토 辰土	오화 午火	유금 酉金	유금 酉金

이 오행의 주체인 무토(戊土)는 양토(陽土)이다. 건조한 흙으로 열기가 가득한 토(土)로서 초목인 목(木)이 성장할 수 있도록 적당한 습기(濕氣) 즉, 수(水)를 필요로 하는 오행이며 전체 오행 구성을 보면 화(火), 토(土)가 강하므로 나의 에너지를 발산하여 활기를 얻기 위해 금(金)과 수(水)로 관리하면 좋은 오행이다.

무토(戊土)의 피부타입은 월주에 빼주는 신유금(辛酉金)이 있어서 깨끗하면서 탄력이 있으며 수(水)가 부족하여 중년기 이후에는 건성피부이다. 봄, 여름, 가을에 수분관리와 진정관리가 중요하다. 세부적 관리방법은 얼굴관리 시에는 금(金)부위인 오른쪽 볼과 수(水)부위인 귀, 턱부위를 바디관리 시에는 수(水)부위인 등관리, 금(金)부위인 가슴, 팔관리를 좀 더 세심하게 관리하면 좋다.

추천관리 프로그램은 수분관리와 주름관리가 좋으며 특히 봄과 여름철에는 수분공급과 진정관리가 중요하므로 수분공급에 도움이 되는 팩을 해주는 것이 좋다.

화장품 선택은 히알루론산, 콜라겐, 위치하젤, 판테놀, 알로에, 세라마이드 등의 수분과 진정, 보습력을 높여 장벽을 강화하는 성분과 레티놀, 레티닐팔미테이트, 아데노신 등의 주름개선에 도움을 주는 제품을 사용하는 게 좋다.

🔍 사례3. 탄력이 있는 피부 (오행의 주체는 무토)

	시주	일주	월주	년주
천간	무토 己土	무토 戊土	기토 己土	임수 壬水
지지	미토 未土	신금 申金	유금 酉金	신금 申金

이 오행의 주체인 무토(戊土)는 황무지, 황량한 들판으로 생명체인 목이 뿌리내리기 위해 반드시 수(水)를 필요로 하는 오행인데 유월(酉月, 8월)에 태어나 전체 오행의 분포를 봐도 수(水)가 부족하므로 수(水)와 함께 화(火)도 관리하면 좋은 오행이다.

피부타입은 빼주는 것이 많으므로 중·건성피부로 탄력이 있으며 피부톤이 밝은 편이다. 세부적인 관리방법은 얼굴관리 시 화(火)부위인 이마와 수(水)부위 귀를 세심하게 관리하며 바디관리 시 화

⽕부위인 가슴, 팔, 수(⽔)부위인 등관리를 해주면 좋고, 화장품 선택은 수분제품과 주름기능성 화장품을 사용하면 좋다.

사례4. 탄력이 없는 피부(오행의 주체는 병화)

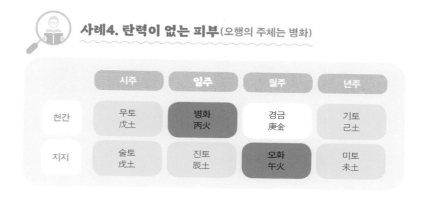

	시주	일주	월주	년주
천간	무토 戊土	병화 丙火	경금 庚金	기토 己土
지지	술토 戌土	진토 辰土	오화 午火	미토 未土

이 오행의 주체인 병화(丙火)대지를 비추는 밝은 태양으로 한여름인 오월(午月, 5월)에 태어나 밝은 성향으로 전체 오행의 구성을 보면 토(土)가 강하므로 병화에게 도움을 주는 목(木)과 수(水)로 관리하면 좋은 오행이다. 에너지가 약한 병화가 활동이 많아 탄력이 없는 건성피부로 봄과 여름에 진정수분관리에 포커스를 두는 것이 좋으며 추천관리 프로그램과 화장품은 수분관리와 탄력관리 프로그램이 좋으며 콜라겐, 히알루론산, 아데노신, 펩타이드 등의 성분이 들어있는 화장품을 사용하면 좋다.

사례1은 목(木), 화(火)가 오행의 주체인 병화(丙火)를 도와주고 있으며, **사례2**는 화(火), 토(土)가 무토(戊土) 생(生)해주고 있으며, **사례3**은 같은 토(土)가 옆에서 도와주고 있다. 이 세 가지 사례 모두 자신을 도와주는 에너지가 있으면서 활동을 하므로 탄력 있는 피부가 된다. **사례4**는 자신의 에너지는 약한데 빼주는 에너지가 강하므로 피부에 탄력이 없는 경우로 적게 먹고 활동량이 많으면 살이 찔 수 없으며 탄력도 저하될 수밖에 없다. 일상생활에서 음식을 먹지 않고 굶는 다이어트나 운동은 체중은 줄지만 근육을 증가시키지 못하기 때문에 트레이너들이 식단도 함께 제시하면서 운동을 프로그램을 진행하는 것이다. 반대로 많이 먹고 활동하지 않으면 배출이 되지 않아서 변비와 함께 트러블이 생기고 부종이 잦으면서 탄력 없는 피부가 된다. 인체는 항상 먹은 만큼 배출하면 대사기능이 원활해 건강하듯이 피부도 인체의 일부로 좋아지는 건 당연한 결과이다.

4장

계절별
피부관리

1

봄철 피부의 특징

　　봄에는 낮과 밤의 기온 차가 심하기 때문에 피지선과 한선의 기능이 불안정한 상태로 기온의 상승으로 피지분비량은 증가하며 건조한 공기와 꽃샘바람으로 인해 피부의 수분이 증발되어 피부표면은 건조하며 거칠어지기 쉬우며 꽃가루 알레르기와 미세먼지, 황사로부터 피부 트러블이 야기되며 겨울 동안 자외선에 대한 저항력이 약해진 상태에서 점차 강한 자외선에 노출되므로 콜라겐과 엘라스틴이 파괴되어 주름과 탄력이 저하되며 기미와 잡티 등의 색소침착이 짙어지므로 자외선차단제 도포를 철저히 하여 광노화로부터 피부 노화를 예방해야 한다.

관리방법

- 저자극의 클렌징 제품으로 피부를 항상 청결하게 유지한다.
- 충분한 수분섭취로 피부 건조를 예방한다.
- 충분한 수면과 면역을 높이는 제철 식품이나 항산화에 도움을 주는 비타민 C 섭취와 운동으로 면역기능을 높인다.
- 이너뷰티를 위해 건강기능식품인 콜라겐과 히알루론산을 섭취한다.
- 자외선차단제 도포를 철저하게 한다.

다음의 사례들은 사계절 중 봄에 출생한 오행 주체를 중심으로 음양오행 구성에 따른 맞춤형 피부관리 방법이다.

사례1. 정상피부 (오행의 주체인 계수가 봄(寅月)에 출생)

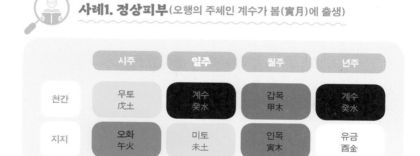

	시주	일주	월주	년주
천간	무토 戊土	계수 癸水	갑목 甲木	계수 癸水
지지	오화 午火	미토 未土	인목 寅木	유금 酉金

이 오행의 주체인 계수(癸水)는 인월(寅月, 1월)에 태어나 전체 오행의 분포를 보면 목(木)이 화(火)를 생(生)하고, 화(火)가 토(土)를 생하

여 신약하므로 금(金)과 수(水)로 관리를 하면 좋다.

계수(癸水)의 피부타입은 정상이며 탄력이 좋은 피부로 계절적으로 여름에 수분관리에 포커스 두고 관리하면 좋다. 세부적인 관리법은 얼굴관리 시 금(金)부위인 오른쪽 볼과 수(水)부위인 귀와 턱을 바디관리 시 금(金)부위인 가슴과 팔, 수(水)부위인 등과 다리 후면 관리를 좀 더 세심하게 관리하면 좋다.

추천관리 프로그램은 수분관리를 기본으로 주름관리 프로그램을 하면 좋다.

화장품은 콜라겐, 히알루론산, 레티놀, 아데노신, EGF 등의 성분이 든 화장품을 사용하면 좋다.

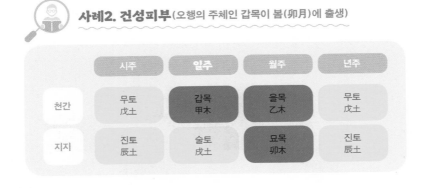

사례2. 건성피부(오행의 주체인 갑목이 봄(卯月)에 출생)

	시주	일주	월주	년주
천간	무토 戊土	갑목 甲木	을목 乙木	무토 戊土
지지	진토 辰土	술토 戌土	묘목 卯木	진토 辰土

이 오행의 주체인 갑목(甲木)이 묘월(卯月, 2월)에 태어나 갑목(甲木) 아래 무토(戊土)가 있으며 전체 오행의 구성을 보면 토(土)가 강하므로 강한 토(土)를 제어하는 목(木)과 수(水)로 관리하는 것이 좋은 오행이다.

이를 토대로 일상생활에서 오행의 주체인 갑목의 피부관리법과 기초화장품 선택에 대해 알아보면 피부타입은 토(土)가 강하고 수기(水氣)가 없어서 건성피부이며 봄과 여름에 수분관리에 중점을 두는 게 좋다. 세부적인 관리방법을 보면 얼굴관리 시 목(木)부위인 눈 주위와 왼쪽 뺨, 수(水)부위인 귀, 턱부위를 관리하면 좋고 바디 관리 시 수(水)부위인 등관리, 목(木)부위인 상체 측면과 다리관리를 좀 더 세심하게 관리하면 좋다.

추천관리 프로그램은 봄과 여름에는 수분관리, 가을과 겨울에는 주름관리가 좋으며 기초화장품 선택법은 히알루론산, 콜라겐 등이 함유된 수분제품분과 아데노신, 레티놀 등의 주름개선 기능성 화장품을 사용하면 좋다.

사례3. 정상피부(오행의 주체인 을목이 봄(辰月)에 출생)

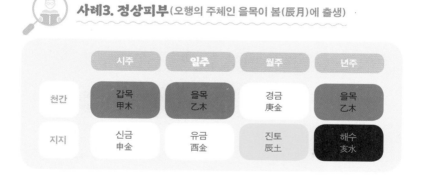

이 오행의 주체인 을목(乙木)이 진월(辰月, 3월)에 태어나 전체 오행의 분포를 보면 금(金)이 강하며 목(木)은 약하다. 월간의 경금(庚金)

과 합(合)이 되어있으므로 금(金)과 수(水)로 관리하는 것이 좋은 오
행이다.

을목의 피부타입은 탄력이 있는 정상피부이며 밝은 톤이다. 관리
방법은 봄과 여름에 수분관리가 좋다. 세부적인 관리법은 얼굴관리
시 금(金)부위인 오른쪽 볼과 입 주위, 수(水)부위인 귀와 입 주위를
바디관리 시는 금(金)부위인 가슴과 팔, 수(水)부위인 등(背), 다리 후
면관리를 좀 더 세심하게 해주면 좋다.

추천관리 프로그램은 봄과 여름에는 수분관리를 가을과 겨울에
는 주름관리 프로그램이 좋으며 추천 화장품은 히알루론산, 콜라
겐, 알로에 등의 수분성분과 레티놀과 아데노신 등의 주름개선에
도움을 주는 제품이 좋다.

사례4. 건성피부(오행의 주체 정화가 봄(卯月)에 출생)

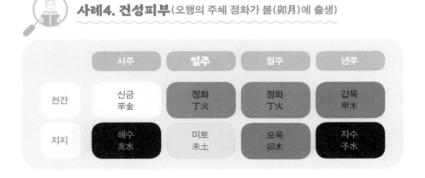

	시주	일주	월주	년주
천간	신금 辛金	정화 丁火	정화 丁火	갑목 甲木
지지	해수 亥水	미토 未土	묘목 卯木	자수 子水

이 오행의 주체인 정화(丁火)가 묘월(卯月, 2월)에 태어나 전체 오행
의 분포를 보면 지지(地支)가 해묘미(亥卯未) 삼합(三合)을 이루어 목

(木)이 되어 오행의 주체인 정화(丁火)를 생(生)하고 있어 화(火)가 과하므로 토(土)와 금(金)으로 관리를 하면 좋다.

정화의 피부타입은 강한 화(火)를 빼주지 못해 건성피부이므로 봄과 여름에 수분과 진정관리에 포커스를 맞추어야 하며 외출 시 반드시 자외선차단제와 자외선으로부터 피부를 보호할 수 있도록 해야 하며 귀가 후에는 즉각적인 진정관리를 해주는 것이 좋다.

세부적인 관리방법은 얼굴관리 시 토(土)부위인 코, 금(金)부위인 오른쪽 볼을 관리하며 바디관리 시 토(土)부위인 복부와 다리 전면과 금(金)부위인 가슴과 팔관리를 세심하게 관리하면 좋다. 또한, 관리실 룸의 조도는 낮추어 주며 안정감을 주는 부드러운 클래식음악을 들려주며 식생활습관은 단맛과 매운맛을 적당히 섭취하는 것이 좋으며 지나친 신맛, 쓴맛, 짠맛의 음식은 좋지 않으므로 주의하는 것이 피부에도 좋다.

추천관리 프로그램과 기초화장품은 수분과 주름관리 프로그램과 제품을 사용하면 좋다.

 사례5. 정상피부(오행의 주체 기토가 봄(卯月)에 출생)

	시주	일주	월주	년주
천간	을목 乙木	기토 己土	기토 己土	경금 庚金
지지	해수 亥水	묘목 卯木	묘목 卯木	진토 辰土

이 오행의 주체인 기토(己土)가 묘월(卯月, 2월)에 태어나 전체 오행의 분포를 보면 목(木)이 강하므로 강한 목(木)을 빼줘 오행의 주체인 기토에게 도움을 주는 화(火)로 관리하면 좋은 오행이다.

피부타입은 수분을 머금은 토와 목으로 이루어져 정상피부이다. 관리방법은 강한 목(木)의 기운을 빼서 기토(己土)에게 도움을 주는 화(火)부위를 관리하면 좋다. 세부적인 관리방법은 얼굴관리 시 화(火)부위인 이마와 수(水)부위인 귀와 턱 주위, 바디관리 시 가슴과 팔관리를 세심하게 관리하면 좋다.

화장품 선택법은 콜라겐, 히알루론산, 레티놀, 펩타이드, EGF 등의 수분과 주름개선에 도움을 주는 제품을 사용하면 좋다.

사례6. 건성피부 (오행의 주체 임수가 봄(寅月)에 출생)

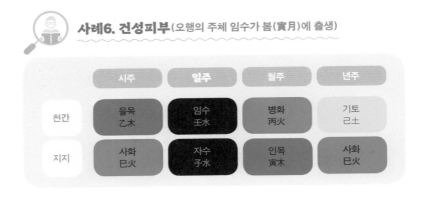

	시주	일주	월주	년주
천간	을목乙木	임수壬水	병화丙火	기토己土
지지	사화巳火	자수子水	인목寅木	사화巳火

이 오행의 주체인 임수(壬水)는 양(陽)의 수(水)로 호수, 바다를 의미하며 지혜롭고, 융통성, 포용력이 있으며 인월(寅月, 1월)에 태어나 인자하고 순수하며 배려심이 있는 성향의 소유자로 전체 오행의

오행피부, 나의 피부타입은 무엇일까?

분포를 보면 목(木)과 화(火)가 강하므로 수(水)로 관리하면 좋은 오행이다.

피부타입은 건성피부이며 계절적으로 봄과 여름에는 수분관리에 포커스를 두며 세부적인 피부관리 방법은 얼굴관리 시 귀와 턱, 바디관리 시 등관리와 하체 후면관리를 좀 더 세심하게 해주는 것이 좋으며 평소 지나친 쓴맛, 인스턴트식품 등을 많이 섭취하는 것은 건강과 피부에도 좋지 않으므로 주의한다.

화장품 선택은 콜라겐, 히알루론산, 레티놀, 아데노신, 레티닐팔미테이트 등의 수분과 주름개선에 도움을 주는 기능성 화장품을 사용하면 좋다.

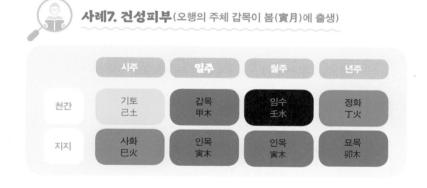

사례7. 건성피부(오행의 주체 갑목이 봄(寅月)에 출생)

	시주	일주	월주	년주
천간	기토 己土	갑목 甲木	임수 壬水	정화 丁火
지지	사화 巳火	인목 寅木	인목 寅木	묘목 卯木

이 오행의 주체인 갑목(甲木)은 양(陽)의 목(木)으로 자기 계절인 인월(寅月, 1월)에 태어나 강한데 전체 오행 분포도 목(木)이 강하므로 강한 목(木)을 빼주는 화(火), 토(土)와 함께 수(水)도 관리하면 좋은

오행이다.

갑목의 피부톤은 밝으나 월간의 임수와 연간의 정화가 합(合)을 하여 수(水)가 부족하므로 건성피부로 세부적인 관리방법은 얼굴관리 시 토(土)부위인 코와 화(火)부위인 이마 수(水)부위인 귀와 턱 주위를 세심하게 관리하며 바디관리 시 토(土)부위인 복부와 바디 측면과 다리관리, 수(水)부위인 등관리와 화(火)부위인 가슴, 팔관리를 좀 더 세심하게 관리해 주면 좋다. 식생활습관에서 지나친 신맛이나 생야채 섭취는 주의하는 것이 좋고 쓴맛, 익힌 식품, 인스턴트식품과 과일류의 단맛 식품을 섭취하는 것이 피부에도 좋다.

추천관리 프로그램과 기초화장품은 콜라겐, 히알루론산, 레티놀, 아데노신 등의 수분, 주름개선에 도움을 주는 제품과 관리를 추천한다.

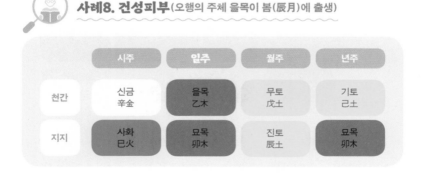

사례8. 건성피부 (오행의 주체 을목이 봄(辰月)에 출생)

	시주	일주	월주	년주
천간	신금 辛金	을목 乙木	무토 戊土	기토 己土
지지	사화 巳火	묘목 卯木	진토 辰土	묘목 卯木

이 오행의 주체인 을목(乙木)은 음의 목으로 진월(辰月, 3월)에 태어

나 전체 오행의 분포를 보면 토(土)가 강하므로 금(金)과 함께 수(水)로 관리하면 좋은 오행이다.

피부타입은 봄날의 나무에 수분이 없으므로 건성피부이며 사계절 중 봄과 여름에 수분관리가 중요하다. 세부적인 관리방법은 얼굴관리 시 금(金)부위인 오른쪽 볼과 수(水)부위인 귀를 관리하며 바디관리 시 금(金)부위인 가슴과 팔부위를 수(水)부위인 등관리를 세심하게 관리해 주며 관리실의 조도는 조금 낮게 하며 잔잔한 클래식음악을 들려주면서 관리를 하면 만족도가 높다. 기초화장품은 콜라겐, 히알루론산, NMF 등의 수분제품과 레티놀, 레티닐팔미테이트, 아데노신 등의 주름개선에 도움을 주는 기능성 화장품을 사용하면 좋다.

사례9. 건성피부 (오행의 주체 갑목이 봄(寅月)에 출생)

	시주	일주	월주	년주
천간	병화 丙火	갑목 甲木	경금 庚金	신금 辛金
지지	인목 寅木	자수 子水	인목 寅木	유금 酉金

이 오행의 주체인 갑목(甲木)은 양(陽)의 목으로 봄의 시작인 인월(寅月, 1월)에 태어나 고집이 강한 성향으로 전체 오행의 구성을 보면

목(木)이 강하므로 화(火)와 수(水)로 관리하면 좋은 오행이다.

피부타입은 수(水)가 부족하므로 건성피부이며 계절관리에서 봄과 여름에는 수분관리에 중점을 두고 가을과 겨울에는 바디관리 통해 순환을 도와주는 관리가 좋다.

세부적인 관리방법은 얼굴관리 시 화(火)부위인 이마와 수(水)부위인 귀를 세심하게 관리해 주며 바디관리 시 화(火)부위인 가슴과 팔, 수(水)부위인 등관리를 좀 더 세심하게 관리해 주면서 관리실의 조도는 은은하게 낮추어 주며 잔잔한 클래식음악을 드려주면 관리의 시너지효과를 준다.

관리 프로그램과 기초화장품은 콜라겐, 히알루론산, NMF 등의 수분제품과 아데노신, 레티놀, 세라마이드 등의 주름개선에 도움을 주는 기능성 화장품과 피부 장벽을 튼튼하게 하는 제품을 사용하면서 관리를 병행하는 것이 좋다.

사례10. 건성피부 (오행의 주체 기토가 봄(卯月)에 출생)

	시주	일주	월주	년주
천간	을목 乙木	기토 己土	정화 丁火	기토 己土
지지	축토 丑土	묘목 卯木	묘목 卯木	묘목 卯木

이 오행의 주체인 기토(己土)가 완연한 봄인 묘월(卯月, 2월)에 태어나 전체 오행의 분포를 보면 목(木), 화(火)가 강하므로 오행의 주체인 기토(己土)는 없어지고 목(木)으로 종(從)하므로 목(木), 화(火)로 관리하면서 수(水)도 함께 관리하면 좋은 오행이다.

기토의 피부타입은 수(水)가 없고 목(木)은 많아서 건성피부이다. 사계절 중 봄과 여름에 수분관리에 포커스를 두며 세부적인 관리법은 얼굴관리 시 목(木)부위인 눈과 왼쪽 볼, 화(火)부위인 이마, 수(水)부위인 귀, 바디관리 시 화(火)부위인 가슴과 팔, 목(木)부위인 바디 측면과 다리관리, 수(水)부위인 등과 다리 후면관리를 세심하게 해주며 관리실 룸의 조도는 낮추어 주고 잔잔한 클래식음악을 들려주는 것이 좋으며 추천관리 프로그램과 기초화장품은 수분, 주름관리 프로그램과 제품을 사용하면 좋다.

※ 봄의 특징은 새싹이 올라올 때 수분과 온도가 필요하듯 수(水)와 화(火)가 있으면 정상피부이다. 단, 전체 오행의 구성에서 열기가 강한 화(火), 건조한 토(土)가 있으면서 수(水)가 없는 경우는 건성피부이다. 2월~4월생은 특히 외출 후 귀가하여 진정과 수분관리 마스크로 피부관리를 해준다.

2

여름철 피부의 특징

고온으로 다습해지는 환경으로 인해 피지와 땀의 분비량이 증가하여 공기 중의 먼지나 이물질이 쉽게 부착되어 더러움에 노출되어 트러블 야기가 되기 쉬우며 강한 자외선으로 인해 진피층의 콜라겐과 엘라스틴의 손상으로 주름과 탄력이 저하되어 노화를 가속화시킨다. 또한, 체온이 올라가므로 체온유지를 유지를 위해 한선에서 땀을 배출하므로 피부의 pH가 약알칼리성이 되어 세균번식이 용이하며 땀의 99%가 수분이며 약간의 염분과 젖산으로 구성되어 있는데 이때 수분이 증발되고 나면 염분으로 인해 피부가 거칠어지며 잦은 에어컨 사용으로 피부가 건조해진다.

오행피부, 나의 피부타입은 무엇일까?

관리방법

- 피지와 땀 분비량이 증가하여 모공에 이물질이 쌓여 세균번식 용이, 피부의 pH가 알칼리성 되어 트러블 야기시키므로 약산성 화장수로 피부를 회복시키며 사용감이 가벼운 **O/W 타입의 수분제품을 사용하며 청결에 신경을 쓴다.**
- 지나친 에어컨 사용은 피부 건조를 유발하므로 주의한다.
- 강한 자외선으로 인해 피부가 붉어져 수분증발이 가속화되며 콜라겐과 엘라스틴 파괴로 주름과 탄력이 저하되므로 **즉각적인 진정과 보습관리를 해준다.**
- 평소 과로하지 않으며 수면에 신경을 쓰고 비타민C를 섭취한다.
- 외출 전 자외선차단제 사용은 필수.

다음의 사례들은 사계절 중 여름에 출생한 오행의 주체를 중심으로 음양오행 구성에 따른 맞춤형 피부관리 방법이다.

 사례1. 건성피부(오행의 주체인 정화가 여름(午月)에 출생)

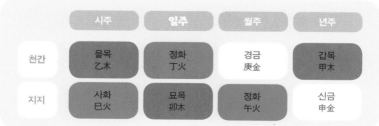

	시주	일주	월주	년주
천간	을목 乙木	정화 丁火	경금 庚金	갑목 甲木
지지	사화 巳火	묘목 卯木	정화 午火	신금 申金

이 오행의 주체인 정화(丁火)는 음(陰)의 화로 촛불, 전깃불을 의미해 따뜻하고 포근하며 본성이 밝고 상냥하며 전체 오행의 구성을 보면 더운 한여름인 오월(午月, 5월)에 태어나 목(木)과 화(火)로 구성이 되어있으므로 강한 화를 빼주는 토(土)와 수(水)로 관리하면 좋은 오행이다.

피부타입은 화(火)가 많고 수(水)가 없으므로 건성피부이다. 사계절 중 여름에는 수분관리가 중요하며 외출 시 자외선차단제 도포와 귀가 후 즉각적인 진정관리 해주는 것이 좋다.

세부적인 피부관리 방법은 얼굴관리 시 토(土)부위인 코와 수(水)부위인 귀와 턱을 세심하게 관리해 주며 바디관리 시 토(土)부위인 복부와 다리 전면, 수(水)부위인 등관리와 다리관리를 세심하게 해주면 더욱 좋으며 관리 프로그램은 봄과 여름에는 수분관리를 하며 가을과 겨울에는 미백관리를 추천하며, 화장품 선택은 콜라겐과 히알루론산, 세라마이드 등의 수분과 보습장벽을 강화하는 제품이 좋다.

사례2. 건성피부 (오행의 주체 임수가 여름(巳月)에 출생)

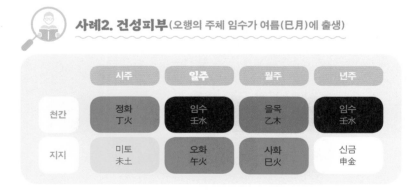

	시주	일주	월주	년주
천간	정화 丁火	임수 壬水	을목 乙木	임수 壬水
지지	미토 未土	오화 午火	사화 巳火	신금 申金

이 오행의 주체인 임수(壬水)는 여름날의 바다로 사월(巳月, 4월)에 태어나 임수 아래 오화(午火)가 있으며 전체 오행 구성을 보면 화(火)가 과다하므로 과다한 화(火)를 제어하는 수(水)로 관리하면 좋은 오행이다.

임수가 여름의 시작인 사월(巳月, 4월)에 태어났는데 지지(地支)에 사오미(巳午未) 삼합(三合)이 되어 피부는 건성피부로 긁거나 여름에 쉽게 붉어지며 계절별 관리에서 특히 봄과 여름철에 수분관리와 진정관리를 잘해야 하며 외출 시 반드시 자외선차단제 사용과 외출 후 즉각적인 진정 팩을 하며 평소 수분을 충분히 섭취해 주면 좋다.

세부적 관리방법으로 수(水)부위를 관리하면 좋다. 얼굴관리 시 귀 주변과 턱 주변을 바디관리 부분은 등관리와 다리 후면관리를 세심하게 관리해 주면 좋다.

추천관리 프로그램은 봄과 여름에는 특히 수분관리 프로그램을 가을과 겨울에는 미백, 탄력관리 프로그램이 좋고 화장품 선택은 히알루론산, 콜라겐, 알로에 등의 수분과 진정성분과 알부틴, 알파-비사보롤, 닥나무추출, 감초추출물, 비타민C 등의 미백제품과 재생과 보호막 형성에 도움을 주는 EGF, 세라마이드 등의 성분과 티타늄디옥사이드, 징크옥사이드, 벤조페논-1, 에칠헥실메톡시신나메이트 등의 자외선차단제를 사용한다.

(오행의 주체 경금이 여름(午月)출생)

	시주	일주	월주	년주
천간	경금 庚金	경금 庚金	갑목 甲木	병화 丙火
지지	진토 辰土	자수 子水	오화 午火	자수 子水

이 오행의 주체인 경금(庚金)은 양(陽)의 금(金)으로 바위, 원석으로 의리, 결단력이 있는 오행으로 일지에 자수와 갑오월(甲午月)에 태어나 밝은 성격을 띠며 전체 오행의 분포를 보면 수(水), 목(木), 화(火)가 강하므로 강한 화(火)를 빼주는 토(土)로 관리하면 좋은 오행이다.

경금의 피부타입은 관리 시 토(土)부위인 코와 금(金)부위인 오른쪽 볼과 수(水)부위인 귀와 턱 주위를 일지와 연지의 자수(子水)와 월지의 오화(午火)가 자오충(子午冲)이 되어 강한 열기가 배출이 되지 않으므로 지루성피부이면서 아토피가 있는 피부이다.

계절별 관리에서 봄과 여름에 수분과 진정관리에 포커스를 두는 것이 중요하며, 세부적인 피부관리 방법은 얼굴좀 더 세심하게 관리해 주며 바디관리 시 토(土)부위인 복부와 금(金)부위인 가슴과 팔을 관리하며 수(水)부위인 등과 다리 후면관리를 세심하게 관리해 주면 좋다. 또한, 관리실 룸의 조도는 낮추어 주고 부드럽고 편안한 클래식음악을 들려주면 관리의 시너지효과를 준다.

기초화장품은 콜라겐, 히알루론산, 알로에, 판테놀 등의 수분제품을 사용하며 바디제품은 인체의 피지선에서 분비되는 피지성분과 화학적인 구조가 유사하여 피부 트러블을 완화할 수 있는 조조바 오일로 관리를 하면 좋으며 평소 샤워 시 시간을 짧게 하며 지나친 세정제 사용을 자제하는 것이 좋다.

사례4. 30대까지는 트러블피부이나 중년 이후 완화
(오행의 주체 기토가 여름(巳月)에 출생)

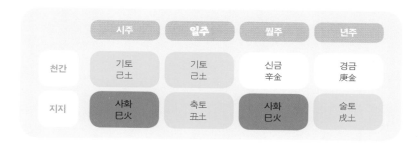

	시주	일주	월주	년주
천간	기토 己土	기토 己土	신금 辛金	경금 庚金
지지	사화 巳火	축토 丑土	사화 巳火	술토 戌土

이 오행의 주체인 기토(己土)가 여름인 사월(巳月, 4월)에 태어나 전체 오행의 분포를 보면 화(火), 토(土)가 많으므로 금(金), 수(水)로 관리해 주면 좋은 오행이다.

오행의 주체인 기토(己土)가 여름의 시작인 사월(巳月, 4월)에 태어났으며 지지에 사화, 축토, 술토, 사화로 전부 화(火)와 토(土)로 이루어져 열기가 많은 피부이다. 그러므로 청소년기부터 30대까지는 강한 열기를 식혀줄 수 있는 수(水)가 없으므로 지성피부에 여드름도 생성되므로 피지조절관리와 각질케어를 잘해줘 여드름 등의 트러블피부가 되지 않도록 관리해 주는 것이 좋으며, 사계절 중 봄과 여름에는 더욱 세심한 관리를 하면 좋다.

추천관리 프로그램은 수분관리를 기본으로 하면서 중년부터 탄력과 모공관리 프로그램을 추천하며 기토(己土)에게 좋은 화장품은 콜라겐, 히알루론산 등의 수분함량이 높은 화장품과 AHA와 BHA 등의 각질케어와 성분과 시카, 아데노신, EGF 등의 주름과 재생에 도움을 주는 제품을 사용하면 좋다. 세부적인 관리법은 얼굴관리 시 금(金)부위인 오른쪽 볼과 수(水)부위인 귀와 턱 주위를 바디관리 시 금(金)부위인 팔과 가슴, 수(水)부위인 등(背)관리를 할 때 좀 더 세심하게 해주면 좋다.

사례5. 건성피부(오행의 주체 임수가 여름(未月)에 출생)

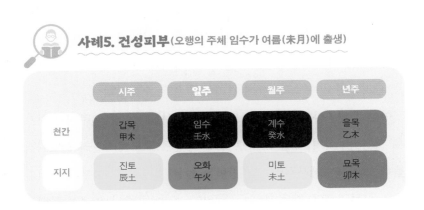

	시주	일주	월주	년주
천간	갑목 甲木	임수 壬水	계수 癸水	을목 乙木
지지	진토 辰土	오화 午火	미토 未土	묘목 卯木

이 오행의 주체인 임수(壬水)가 미월(未月, 6월)인 늦여름에 태어나

전체 오행을 보면 목(木), 화(火), 토(土)가 강하여 오행의 주체인 임수가 약하므로 토(土)로 종(從)하게 된다. 그러므로 주체를 토(土)로 보며 토(土)와 금(金)으로 관리하면서 수(水)도 함께 관리하면 좋은 오행이다.

피부타입은 늦여름인 미월(未月, 6월)에 태어나 일지에 오화(午火)가 있어서 건성피부이며 봄과 여름에 진정, 수분관리를 잘해야 하며 외출 시에는 반드시 자외선차단제를 사용하는 것이 중요하다. 세부적인 피부관리법은 얼굴관리 시 금(金)부위인 오른쪽 볼, 수(水)부위인 귀와 턱 주위를 바디관리 시 금(金)부위인 가슴과 팔관리 수(水)부위인 등관리를 할 때 좀 더 세심하게 해주면 좋다.

화장품 선택은 콜라겐, 히알루론산의 수분제품과 알부틴, 비타민C, 닥나무추출물 등의 미백개선에 도움을 주는 제품을 사용하면 좋다.

일상에서 이미지를 상승시키기 위한 스타일 연출법은 바지보다 롱스커트 연출이 좋으며 바지를 입을 때는 통바지가 좋고 상의는 짧고 하의는 길게 연출하는 투피스 스타일로 연출하는 게 좋다.

사례6. 건성피부(오행 주체 계수가 여름(未月)에 출생)

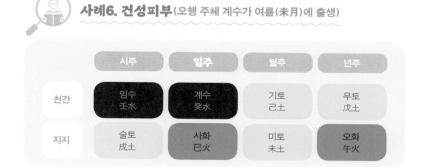

	시주	일주	월주	년주
천간	임수 壬水	계수 癸水	기토 己土	무토 戊土
지지	술토 戌土	사화 巳火	미토 未土	오화 午火

이 오행의 주체인 계수(癸水)는 음(陰)의 수(水)로 이슬, 계곡물을 의미하며, 늦여름인 미월(未月, 6월)에 태어나 전체 오행의 분포를 보면 화(火)와 토(土)가 강하여 수(水)가 매우 부족한 상태로 오행의 주체인 계수(癸水)는 무력하므로 토(土)로 종(從)하므로 토(土), 금(金)과 함께 수(水)로 관리하면 좋다.

피부타입은 지지(地支)를 보면 열기가 강한 오화(午火), 미토(未土), 사화(巳火), 술토(戌土)가 있으면서 피부에 열기를 빼주는 금(金)이 없으므로 사춘기에는 피지분비가 활성화되어 여드름이 생기며 피부톤이 칙칙하다.

계절별 관리에서 봄과 여름에 수분공급과 진정관리가 중요하며 젊을 때는 피지관리와 각질관리에 중점을 두며 중년 이후에는 수분과 주름과 탄력관리를 하면 좋다. 세부적인 관리법은 얼굴관리 시 토(土)부위인 코와 금(金)부위인 오른쪽 볼, 수(水)부위인 귀, 턱 주위를 관리해 세심하게 해주며 바디관리 시 토(土)부위인 복부와 다리 전면관리, 금(金)부위인 가슴과 팔관리, 수(水)부위인 등관리를 할 때 세심하게 해주면 좋다.

추천관리 프로그램은 수분관리를 기본으로 필링과 MTS관리를 주름과 탄력관리가 좋으며 기초화장품 선택은 콜라겐, 히알루론산의 수분성분과 아데노신, 펩타이드, EGF, 레티놀, 나이아신아마이드, 알부틴, 비타민 C 등의 주름, 미백기능성 화장품을 사용하면 좋다.

사례7. 건성피부(오행의 주체인 임수가 여름(午月)에 출생)

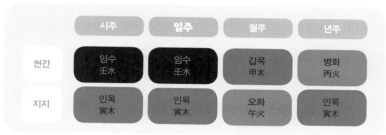

	시주	일주	월주	년주
천간	임수 壬水	임수 壬水	갑목 甲木	병화 丙火
지지	인목 寅木	인목 寅木	오화 午火	인목 寅木

　이 오행의 주체인 임수(壬水) 바다, 큰 강물로 한여름인 오월(午月, 5월)에 태어나 밝고 상냥한 이미지로 전체 오행의 분포를 보면 수생목(水生木) → 목생화(木生火)가 되어 오행의 주체가 화(火)로 종(從)되므로 목(木), 화(火), 토(土)로 관리 하면 좋은 오행이다.

　피부타입은 생(生)하는 것이 많아서 피부는 깨끗하며 트러블이 없으며 건성피부이나 계절적으로 봄과 여름에 수분관리에 중점을 두고 관리하면 좋다. 세부적인 관리방법은 얼굴관리 시 목(木)부위인 눈과 왼쪽 뺨, 화(火)부위인 이마, 토(土)부위인 코, 수(水)부위인 귀와 턱을 세심하게 관리하며 바디관리 시 목(木)부위인 바디 측면과 화(火)부위인 가슴과 팔, 토(土)부위인 복부와 다리 전면, 수(水)부위인 등과 다리 후면관리를 세심하게 관리하며 관리실 룸의 조도는 낮추고 안정감을 주는 클래식음악을 들려주면 좋으며 기초화장품과 관리 프로그램은 수분, 미백관리 프로그램과 제품을 사용하면 좋다.

사례8. 건성피부(오행의 주체 경금이 여름(巳月)에 출생)

	시주	일주	월주	년주
천간	정화 丁火	경금 庚金	신금 辛金	경금 庚金
지지	해수 亥水	진토 辰土	사화 巳火	진토 辰土

이 오행의 주체인 경금(庚金)은 양(陽)의 금(金)으로 여름인 사월(巳月, 4월)에 태어나 전체 오행의 구성을 보면 금(金)이 강하므로 강한 금을 제어하는 화(火)와 함께 수(水)로 관리하면 좋은 오행이다.

피부타입은 건성피부이며 세부적인 관리방법은 얼굴관리 시 화(火)부위인 이마를 수(水)부위인 귀, 바디관리 시 화(火)부위인 가슴과 팔, 수(水)부위인 등관리를 관리 세심하게 해주며 추천 피부관리 프로그램과 기초화장품은 콜라겐, 히알루론산등의 수분함량이 높은 제품과 수분관리가 좋다.

사례9. 정상피부 (오행의 주체 신금이 여름(巳月)에 출생)

	시주	일주	월주	년주
천간	무토 戊土	신금 辛金	계수 癸水	신금 辛金
지지	자수 子水	묘목 卯木	사화 巳火	미토 未土

이 오행의 주체인 신금(辛金)이 사월(巳月, 4월)에 태어나 전체 오행의 구성을 보면 수(水) → 목(木) → 화(火)로 가므로 토(土)로 관리해주면 좋은 오행이다.

신금(辛金)의 피부타입은 정상피부이며 사계절 중 봄과 여름에 수분가 좋으며 세부적인 관리법은 얼굴관리 시 토(土)부위인 코와 수(水)부위인 귀와 턱 주위를, 바디관리 시는 토(土)부위인 복부와 다리부위와 수(水)부위인 등(背)관리를 할 때 세심하게 해주면 좋다.

추천관리 프로그램은 봄과 여름에는 수분관리 프로그램이 좋으며 가을에는 미백관리 프로그램을 추천하며 기초화장품은 히알루론산, 콜라겐 성분의 수분제품과 알부틴, 나이아신아마이드, 아스코르빅산 성분이 들어간 기능성 화장품을 사용하면 좋다.

※ 오행의 주체가 봄과 여름에 태어난 경우 특히, 4월~6월생의 경우 열기를 식혀주는 관리가 중요하기 때문에 외출 후 귀가하여 즉각적인 진정과 수분관리를 해줘야 한다. 단, 전체 구성에서 수(水)가 충이나 합이 없이 존재하면 정상피부이다.

3

가을철 피부의 특징

여름의 강한 자외선으로 인해 피부 각질층이 두꺼워져 있고 진피층의 노화로 주름과 탄력이 저하되어 있으며 멜라닌색소가 증가하여 색소침착이 두드러지게 되며 기온이 서서히 저하되고 큰 일교차로 피지분비량과 땀의 분비가 저하되어 피부표면의 균형이 깨져 피부가 건조해진다.

오행피부, 나의 피부타입은 무엇일까?

관리방법

여름철 동안 두꺼워진 각질을 제거해 주며 기온저하에 따른 신진대사 기능
이 되어있으므로 순환을 촉진시켜 주기 위해 주기적인 관리를 해준다.

- 주1~2회 피부관리를 신진대사촉진 시켜준다.
- 보습력이 높은 기초화장품을 사용한다.
- 관리의 포인트는 각질이 두꺼워진 상태이므로 필링을 통해 주름과 색소침
  착을 완화시켜 준다.
- 충분한 수분섭취와 비타민A, C의 항산화 식품, 이너뷰티를 위해 콜라겐,
  히알루론산의 건강기능식품 섭취 통해 보습력과 재생력을 높여준다.
- 규칙적인 운동을 통해 대사를 촉진 시킨다.

다음의 사례들은 사계절 중 가을에 출생한 오행 주체의 중심으로
음양오행 구성에 따른 맞춤형 피부관리 방법이다.

 사례1. 정상피부(오행의 주체인 정화가 가을(申月)에 출생)

	시주	일주	월주	년주
천간	계수 癸水	정화 丁火	임수 壬水	기토 己土
지지	묘목 卯木	묘목 卯木	신금 申金	미토 未土

이 오행의 주체인 정화(丁火)는 음(陰)의 화로 가을인 신월(申月, 7월)에 태어나 성실, 침착하며 전체 오행의 구성을 보면 토(土) → 금(金) → 수(水)로 귀결되며, 임수(壬水)와 합(合)을 하고 있으면서 묘목(卯木)을 생하여 정화(丁火)에게 도움을 주므로 수(水)로 관리하면 좋은 오행이다.

피부타입은 토(土)와 금(金), 수(水)가 있어 배출이 잘되므로 정상 피부이며 세부적인 관리방법은 얼굴관리 시 수(水)부위인 귀와 턱 주위를 바디관리 시 등과 하체 후면관리를 좀 더 세심하게 해주면 좋고 화장품 선택 및 관리 프로그램은 봄과 여름에는 수분관리를 가을과 겨울에는 탄력관리, 미백관리를 추천하며 콜라겐, 히알루론산, 아데노신, 알부틴, 닥나무추출물, 나이아신아마이드, EGF, 펩타이드 등의 제품을 사용하면 좋다.

사례2. 건성피부(오행의 주체인 신금이 가을(酉月)에 출생)

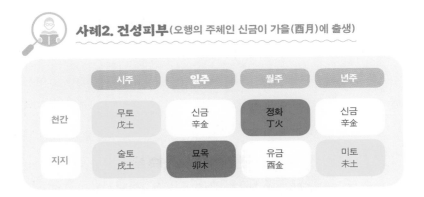

	시주	일주	월주	년주
천간	무토 戊土	신금 辛金	정화 丁火	신금 辛金
지지	술토 戌土	묘목 卯木	유금 酉金	미토 未土

이 오행의 주체인 신금(辛金)은 음(陰)의 금으로 열에 의해 녹여진

금속, 보석으로 자기 계절인 유월(酉月, 8월)에 태어나 전체 오행의 분포를 보면 토(土)와 금(金)이 강하므로 화(火)와 함께 수(水)로 관리하는 것이 좋은 오행이다.

피부타입은 탄력이 있는 건성피부이며 세부적인 관리방법은 얼굴관리 시 화(火)부위인 이마와 수(水)부위인 귀와 턱을 세심하게 해주며 바디관리 시 화(火)부위인 가슴과 팔을 관리하고 수(水)부위인 등관리를 세심하게 해주면 좋고 추천관리 프로그램은 수분과 탄력관리가 좋으며 화장품 선택은 콜라겐, 히알루론산, 알로에, 레티놀, 아데노신, 레티닐팔미테이트, EGF 등의 수분과 주름개선에 도움을 주는 제품을 사용하면 좋다.

사례3. 피부톤이 밝으면서 탄력 있는 피부
(오행의 주체인 정화가 가을(酉月)에 출생)

	시주	일주	월주	년주
천간	무토 戊土	정화 丁火	신금 辛金	계수 癸水
지지	신금 申金	유금 酉金	유금 酉金	유금 酉金

이 오행의 주체인 정화(丁火)는 따뜻하고 포근한 생활의 불인데 신유월(辛酉月)에 태어나 전체 오행 구성을 보면 화생토(火生土)에서

토생금(土生金)이 되어 정화는 금으로 종(從)하게 되어 토(土)와 금(金)으로 관리하면 좋은 오행이다.

피부타입은 이미 제련된 유금(酉金)으로 변해서 피부가 희고 탄력이 있는 정상피부로 봄, 여름, 가을에 순환을 위해 관리를 해주면 좋다.

세부적으로 얼굴관리 시는 토(土)부위인 코, 금(金)부위인 오른쪽 볼, 수(水)부위인 귀, 턱 주위를 관리하고 바디관리 시 토(土)부위인 복부, 금(金)부위인 가슴, 팔, 수(水)부위인 등관리를 세심하게 해주면 좋다.

화장품 선택은 히알루론산, 콜라겐 등의 성분이 함유된 수분제품과 EGF, 세라마이드 등의 재생 제품과 외출 시 티타늄디옥사이드, 징크옥사이드, 벤조페논-1, 에칠헥실메톡시신나메이트 등의 자외선차단제를 사용한다.

사례1의 경우는 신월(申月)에 태어났지만 전체 구성을 보면 금생수(金生水) → 수생목(水生木) → 목생화(木生火)로 이어져 오행의 주체인 정화(丁火)에 도움을 주므로 정상피부이며, **사례2의 경우는** 수(水)가 없으므로 중·건성피부이다. **사례3의 경우는** 오행의 주체는 정화이지만 강한 금(金)으로 종(從)이 되어 피부가 밝고 탄력이 있는 피부이다.

사례4. 건성피부 (오행의 주체 계수가 가을(戌月)에 출생)

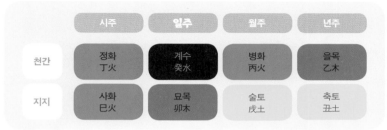

	시주	일주	월주	년주
천간	정화 丁火	계수 癸水	병화 丙火	을목 乙木
지지	사화 巳火	묘목 卯木	술토 戌土	축토 丑土

이 오행의 주체인 계수(癸水)가 술월(戌月, 9월)에 태어나 전체 오행의 분포를 보면 목(木), 화(火), 토(土)가 많으므로 오행의 주체인 계수(癸水)는 무력해서 토(土)를 따라가므로 토(土), 금(金)과 수(水)로 관리하면 좋은 오행이다.

계수(癸水)의 피부타입은 건성피부이며 사계절 중 봄, 여름에는 수분관리에 포커스를 두면 좋다. 세부적인 관리방법은 얼굴관리 시 토(土)부위인 코와 금(金)부위인 오른쪽 볼, 수(水)부위인 귀와 턱을 바디관리 시 토(土)부위인 복부와 다리 전면, 금(金)부위인 가슴과 팔, 수(水)부위인 등관리를 할 때 세심하게 관리해 주면 좋다.

추천관리 프로그램은 봄, 여름에는 수분관리가 좋으며 가을과 겨울에는 미백관리가 좋고 기초화장품은 콜라겐, 히알루론산, 알부틴, 나이아신아마이드, EGF 등의 성분이 함유된 수분과 미백기능에 도움을 주는 제품을 사용하면 좋다.

사례5. 건성피부 (오행의 주체 무토가 가을(戌月)에 출생)

	시주	일주	월주	년주
천간	병화 丙火	무토 戊土	갑목 甲木	갑목 甲木
지지	진토 辰土	진토 辰土	술토 戌土	술토 戌土

이 오행의 주체인 무토(戊土)는 양(陽)의 토(土)로 메마르고 건조한 사막, 황무지로 수(水)를 통해 나무가 자랄 수 있는 땅이 되어야 한다. 그런데 전체 오행의 분포를 보면 지지(地支)가 전체 토(土)로 되어있으며 시간(時干)에 화(火)가 있어서 더욱 메마른 땅이 되어 목(木)이 자랄 수 없으므로 금(金)과 수(水)로 관리하면 좋은 오행이다.

무토(戊土)의 피부타입은 윤기가 전혀 없어 보이는 건성피부이며 평소 충분한 수분섭취가 중요하며 사계절 중 봄, 여름에는 수분집중관리를 하는 것이 좋다. 세부적인 관리방법은 금(金)과 수(水)부위를 관리하며 얼굴관리 시 오른쪽 볼과 귀와 턱 주위를 세심하게 관리하고 바디관리 시 가슴과 팔과 등과 하체 후면관리를 세심하게 관리해 주면 더욱 좋다. 또한, 관리실 룸의 조도를 조금 밝게 하며 경쾌한 클래식음악을 들려주고 관리 후에는 생강차, 율무차, 두유 등 마시면 관리의 높일 수 있다.

평소 식생활습관에서도 지나치게 단 음식의 섭취는 좋지 않으며 충분한 수분이 함유된 식품과 약간 매운맛의 섭취를 하는 것이 건강과 피부에 좋다.

사례6. 정상피부 (오행의 주체 임수가 가을(申月)에 출생)

	시주	일주	월주	년주
천간	기토 己土	임수 壬水	무토 戊土	정화 丁火
지지	유금 酉金	자수 子水	신금 申金	묘목 卯木

이 오행의 주체는 임수(壬水)로 양(陽)의 수(水)로 신월(申月)에 태어나 토생금(土生金)에서 금생수(金生水)가 되어 수(水)가 강하므로 강한 수(水)를 제어하는 토(土)로 관리하면 좋고 지지가 금(金)과 수(水)로 되어있어서 순환을 위해 화(火)도 함께 관리하면 좋다.

피부타입은 충분한 수(水)를 가지고 있으면서 빼주는 목(木)과 극(剋)하는 화(火)와 土가 있어서 정상피부이며 피부톤은 수(水)의 영향으로 어두운 톤이다.

세부적인 관리방법은 얼굴관리 시 토(土)부위인 코와 화(火)부위인 이마를 관리하고 바디관리 시 복부와 가슴과 팔관리, 다리 전면 관리를 세심하게 해주며 관리실 룸의 조도는 조금 밝게 해주고 경쾌한 클래식 음악을 들려주며 추천관리 프로그램은 수분과 미백관리 프로그램이며 기초화장품도 수분과 미백제품을 사용하면 좋다.

사례7. 건성피부(오행의 주체 을목이 가을(酉月)에 출생)

	시주	일주	월주	년주
천간	을목 乙木	을목 乙木	기토 己土	정화 丁火
지지	유금 酉金	미토 未土	유금 酉金	사화 巳火

이 오행의 주체인 을목(乙木)은 음(陰)의 목(木)으로 유월(酉月, 8월)에 태어나 화(火), 토(土), 금(金)이 강하고 목(木)은 약하며 수(水)가 없으므로 오행의 주체인 을목(乙木)은 금(金)으로 종(從)하므로 금(金)과 수(水)로 관리하면 좋은 오행이다.

을목이 유월(酉月)에 태어나 볼에 살이 없으며 당기는 듯하며 피부색은 밝고(약간 창백) 건성피부이다. 세부적인 관리방법은 얼굴관리 시 금(金)부위인 오른쪽 볼과 수(水)부위인 귀와 턱 주위를 관리하며 바디관리 시 금(金)부위인 가슴과 팔, 수(水)부위인 등, 다리 후면관리를 세심하게 관리해 주며 추천관리 프로그램은 수분관리와 주름관리 프로그램이다.

기초화장품 선택은 콜라겐, 히알루론산, 레티놀, 아데노신 등의 수분과 주름개선에 도움을 주는 제품을 사용하면 좋다.

오행피부, 나의 피부타입은 무엇일까?

사례8. 중·건성피부 (오행의 주체 을목이 가을(申月)에 출생)

	시주	일주	월주	년주
천간	기토 己土	을목 乙木	병화 丙火	병화 丙火
지지	묘목 卯木	미토 未土	신금 申金	진토 辰土

이 오행의 주체인 을목(乙木)은 음(陰)의 목으로 신월(申月, 7월)에 태어나 화(火)와 토(土)가 강하므로 금(金)과 수(水)로 관리하면 좋은 오행이다.

피부타입은 중·건성피부이며 봄과 여름에 수(水)부위를 관리하면서 수분관리를 잘해주며 가을과 겨울에는 금(金)부위를 관리하면서 미백관리를 하면 좋으며 외출 시 반드시 자외선으로부터 피부를 보호할 수 있도록 한다. 세부적인 관리방법은 얼굴관리 시 금(金)부위인 오른쪽 볼, 수(水)부위인 귀와 턱 주위를 관리하며 바디관리 시 금(金)부위인 가슴과 팔부위를 수(水)부위인 등관리와 다리 후면관리를 세심하게 해주며 관리실 룸의 조도는 은은하게 낮추어주며 잔잔한 클래식음악을 들려주면 좋다.

추천관리 프로그램은 봄과 여름에는 수분관리, 가을과 겨울에는 미백관리 프로그램에 포커스를 두면 좋으며 기초화장품 선택은 콜라겐, 히알루론산 등의 수분제품과 알부틴, 니아신아마이드, 비타민C 등의 미백제품을 추천할 수 있다.

 사례9. 정상피부(오행의 주체 을목이 가을(酉月)에 출생)

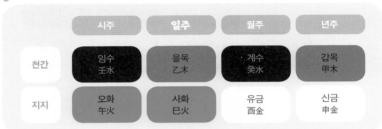

시주	일주	월주	년주
임수 壬水	을목 乙木	계수 癸水	갑목 甲木
오화 午火	사화 巳火	유금 酉金	신금 申金

※ 천간 / 지지 행 레이블

이 오행의 주체는 을목(乙木)으로 음(陰)의 목이다. 전체 오행의 구성이 금생수(金生水) → 수생목(水生木) → 목생화(木生火)로 가므로 강한 화(火)를 제어하는 수(水)로 관리하면 좋은 오행이다.

피부타입은 오행의 흐름이 좋으므로 정상피부이며 세부적인 관리방법은 얼굴관리 시 수(水)부위인 귀, 바디관리 시 등과 다리관리를 할 때 좀 더 세심하게 관리해 주면 좋다. 기초화장품은 콜라겐, 히알루론산, NMF 등의 수분제품과 레티놀, 레티닐팔미테이트, 아데노신 등의 주름개선 기능성 화장품을 사용한다.

※ 가을은 결실의 계절로 봄에 새싹이 올라와 여름에 꽃을 피우고 가을에 열매를 수확하고 나뭇잎이 건조해져 떨어지듯이 피부의 특징은 건조하므로 수분관리가 중요하다.
특히 오행의 주체가 토(土)인 경우 반드시 수(水)가 필요하다.
단, 합(合)·충(冲)·극(剋)이 없으면서 전체 오행의 구성에서 수가 있으면 정상피부이다.

4
겨울철 피부의 특징

　　실내·외 온도 차가 크므로 혈액순환과 피부 대사기능이 저하되어 피지선과 한선기능이 저하되어 있으며 실내의 난방으로 인해 습도가 낮아져 피부는 더욱 건조해 소양증(가려운 증상)이 나타나며 피부가 당기고 거칠어지므로 보습과 영양을 높이는 데 주력을 하며 특히, 바디관리를 해줘 피부순환을 촉진시켜 준다.

관리방법

- 기온이 저하되어 피부 건조가 심화되므로 건성피부와 정상피부는 특히 피부 장벽을 강화하기 위해 글리세린, 세라마이드, 콜라겐, 히알루론산, 호호바 오일 등 유분과 수분을 보충해 주는 성분이 함유된 보습제를 사용하는 것이 좋다.
- 건강보조식품인 비타민C와 함께 콜라겐과 히알루론산제품을 섭취한다.
- 세안 시 뜨거운 물은 피부를 더욱 건조시키므로 미지근한 물을 사용해 세안하도록 하고, 세안 후 즉시 보력은 기초화장품을 사용한다.
- 바디의 팔과 다리는 특히 샤워 후 즉각 보습제를 발라 건조증을 예방한다.
- 실내 난방기 사용으로 피부가 건조하므로 습도유지를 위해 가습기를 사용한다.

다음의 사례들은 사계절 중 겨울에 출생한 오행 주체의 중심으로 음양오행 구성에 따른 맞춤형 피부관리 방법이다.

 사례1. 피부는 정상피부이나 윤기가 없어 보이는 피부

(오행의 주체인 기토가 겨울(표月)에 출생)

	시주	일주	월주	년주
천간	임수 壬水	기토 己土	정화 丁火	갑목 甲木
지지	신금 申金	해수 亥水	축토 丑土	술토 戌土

오행피부, 나의 피부타입은 무엇일까?

이 오행의 주체인 기토(己土)는 문전옥답으로 나무가 뿌리내리기 좋은 땅인데 한겨울인 축월(丑月, 12월)에 태어나 얼어붙은 땅으로 지지를 보면 해수(亥水)와 신금(申金)의 음(陰)의 기운으로 수(水)기가 강해 혈액순환이 잘 안 되는 피부이므로 따뜻한 화(火)가 필요하므로 화(火)로 관리하면 좋은 오행이다.

피부타입은 정상피부이며 계절관리에서 가을, 겨울철에 혈액순환촉진을 위해 바디관리를 해줘 몸에 온기를 부여하면 좋다.

세부적인 관리방법은 전신관리가 좋지만 얼굴관리 시 화(火)부위인 이마를 바디관리 시 가슴과 팔을 좀 더 세심하게 관리해 주면서 식습관에서도 차가운 식품을 지나치게 섭취하는 것은 몸을 더 차갑게 해줘 피부의 윤기를 떨어뜨리므로 좋지 않으며 평소 규칙적인 운동을 통해 혈액순환을 촉진시켜 주는 것이 좋으며 화장품 선택은 수분제품과 미백기능성 화장품이 좋으며 봄과 여름에는 얼굴관리를 하면 가을과 겨울에는 바디관리를 하면 좋다.

사례2. 정상피부(오행의 주체인 갑목이 겨울(亥月)에 출생)

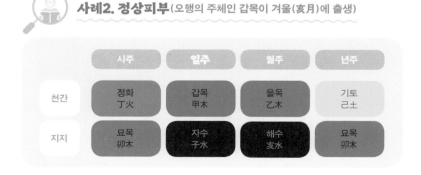

	시주	일주	월주	년주
천간	정화 丁火	갑목 甲木	을목 乙木	기토 己土
지지	묘목 卯木	자수 子水	해수 亥水	묘목 卯木

이 오행의 주체인 갑목(甲木)이 해월(亥月, 10월)인 겨울에 태어나 갑목(甲木) 아래 일지(日支)에도 자수(子水)가 있어 매우 추우며 전체 오행 구성을 보면 수(水)와 목(木)이 강하므로 화(火)로 관리해 주면 좋은 오행이다.

피부타입은 정상피부이며 피부톤은 밝은 편이다. 사계절 중 특히 겨울철에 순환이 잘되도록 관리하면 좋으며 세부적 관리를 살펴보면 얼굴관리 시 화(火)부위인 이마와 토(土)부위인 코 부위를 바디관리 시 화(火)부위인 가슴과 팔, 토(土)부위인 복부, 다리 전면관리를 좀 더 세심하게 관리해 주는 것이 좋으며 평소 순환이 잘되도록 규칙적인 운동습관이 피부에도 도움이 된다.

화장품 선택은 수분과 탄력제품을 사용하면 좋으며 추천관리 프로그램은 전신관리가 좋다.

 ### 사례3. 정상피부이나 중년 이후는 건성피부

(오행의 주체인 정화가 겨울(丑月)에 출생)

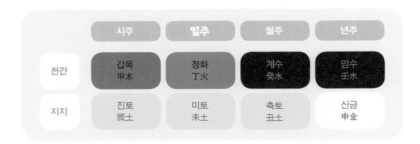

	시주	일주	월주	년주
천간	갑목 甲木	정화 丁火	계수 癸水	임수 壬水
지지	진토 辰土	미토 未土	축토 丑土	신금 申金

이 오행의 주체인 정화(丁火)는 생활의 불로서 한겨울인 축월(丑月, 12월)에 태어나 정화(丁火) 아래 미토(未土)가 있으며 전체 오행의 구성을 보면 토(土), 금(金), 수(水)가 강하므로 약한 정화(丁火)를 도와주는 목(木)으로 관리를 하면 좋은 오행이다.

정상피부이나 중년기 이후에는 건성피부이며 피부톤은 빼주는 것이 많아서 밝은 편이다. 사계절 중 여름에 수분 & 진정관리와 충분한 수분섭취를 해주면 좋다.

세부적 관리로는 얼굴관리 시 목(木)부위인 눈 주위와 왼쪽 볼, 수(水)부위인 귀와 턱 주변을 바디관리 시는 목(木)부위인 옆구리와 다리 측면부위, 수(水)부위인 등관리를 세심하게 해주며, 추천관리 프로그램은 봄과 여름에 수분관리를 가을과 겨울에는 탄력관리 프로그램이 좋고, 특히 겨울에는 전신 바디관리가 좋다.

화장품 선택법은 히알루론산, 콜라겐, 알로에, 위치하젤 등의 수분과 진정성분과 EGF, 세라마이드 등의 재생과 보호에 도움을 주는 제품을 사용하며 외출 시에는 티타늄디옥사이드, 징크옥사이드, 벤조페논-1, 에칠헥실메톡시신나메이트 등의 자외선차단제를 사용한다.

사례4. 정상피부 (오행의 주체 기토가 겨울(丑月)에 출생)

	시주	일주	월주	년주
천간	경금 庚金	기토 己土	신금 辛金	병화 丙火
지지	오화 午火	축토 丑土	축토 丑土	진토 辰土

이 오행의 주체인 기토(己土)가 겨울인 축월(丑月, 12월)에 태어나 일지(日支)에도 축토(丑土)가 있으며 시지(時支)에 오화(午火), 년지(年支)에 진토(辰土)가 있어서 기토(己土)를 도와주는 것이 많으므로 빼주는 금(金)부위를 관리하면서 겨울인 축월(丑月)에 태어났으므로 온기(溫氣)를 불어넣는 화(火)로 관리하면 좋은 오행이다.

피부타입은 정상피부이며 사계절 중 겨울에 혈액순환을 위해 관리해 주면 더 좋다. 세부적인 관리법은 얼굴관리 시 금(金)부위인 오른쪽 볼, 화(火)부위인 이마를 바디관리 시는 가슴과 팔관리와 해주면 좋다.

추천 피부관리 프로그램은 수분이 기본이며 미백관리가 좋고 기초화장품은 콜라겐, 히알루론산 등의 수분성분과 비타민 C, 알부틴, 감초추출물 등의 미백에 도움을 주는 제품이 도움이 된다.

사례5. 건성피부 (오행의 주체 정화가 겨울(丑月)에 출생)

	시주	일주	월주	년주
천간	정화 丁火	정화 丁火	신금 辛金	신금 辛金
지지	미토 未土	유금 酉金	축토 丑土	미토 未土

　이 오행의 주체인 정화(丁火)는 축월(丑月, 12월)에 태어나 정화(丁火) 아래 유금(酉金)이 있으며 전체 오행의 구성을 보면 토(土)와 금(金) 으로 되어있으므로 주체인 정화(丁火)는 화생토(火生土)가 되므로 토 (土)와 금(金)으로 보충해서 관리해 주면 좋은 오행이다.

　오행의 주체인 정화(丁火)는 생(生)하는 게 많아서 뾰루지 등의 발생은 없지만 축월(丑月, 12월)생이라서 피부톤은 밝지 못하고 탄력 있는 정상피부이나 중년 이후에는 강한 열이 있는 정화(丁火)와 열기가 있는 미토(未土)가 있어서 건성피부가 된다. 특히 봄과 여름에는 수분관리를 가을, 겨울철에 순환을 위해 바디관리를 해주면 더 좋다.

　세부적으로 토(土)부위인 코와 복부, 다리관리 금(金)부인 오른쪽 볼과 가슴과 팔관리, 수(水)부위인 귀와 턱 주위, 등관리를 좀 더 세심하게 해주면 좋다.

　추천 프로그램은 겨울에는 온기 부여를 위해 바디 전신관리가 좋으며 봄과 여름에는 수분관리를 가을에는 미백관리가 좋다.

	시주	일주	월주	년주
천간	갑목 甲木	임수 壬水	정화 丁火	경금 庚金
지지	진토 辰土	진토 辰土	해수 亥水	신금 申金

　이 오행의 주체인 임수(壬水)는 양(陽)의 수(水)로 바다, 강물, 호수로 융통성과 포용력, 지혜로우나 깊은 바다의 속을 알 수 없듯이 이러한 성향이 있고 일지에 진토가 있어서 원칙적인 성향의 소유자로 해월(亥月, 10월)인 겨울에 태어나 전체 오행의 분포를 보면 금(金)이 강하며 주체인 임수(壬水)와 합(合)이 되는 화(火)로 관리를 하면 좋다.

　피부타입은 정상피부이며 계절적으로 겨울에 혈액순환을 위해 관리를 해주면 더 좋고 세부적인 관리방법은 얼굴관리 시 화(火)부위인 이마부위를 바디관리 시 가슴과 팔을 세심하게 관리하면 좋다.

　기초화장품은 콜라겐, 히알루론산, 레티놀, 아데노신, 레티닐팔미테이트 등의 수분과 주름기능성 화장품을 사용하면 좋다.

	시주	일주	월주	년주
천간	경금 庚金	을목 乙木	경금 庚金	신금 辛金
지지	진토 辰土	묘목 卯木	자수 子水	미토 未土

　이 오행의 주체인 을목(乙木)은 음(陰)의 목(木)으로 일지에 묘목이 있다. 덩굴식물, 풀, 잡초로 환경적응력이 뛰어나며 인내심과 고집이 있고 자월(子月, 11월)에 태어나 차분하고 침착한 소유자로 전체 오행의 구성을 보면 토(土)와 금(金)이 강하며 오행의 주체인 을목이 경금과 합이 되어있으므로 목(木)은 없어지고 금(金)을 따라가므로 금(金)으로 관리하면서 피부에 온기가 없으므로 화(火)도 함께 관리하면 좋은 오행이다.

　피부타입은 겨울인 자월(子月, 11월)에 태어나서 온기가 없으며 윤기가 없는 정상피부이다. 사계절 중 겨울에는 혈액순환을 촉진시켜 주기 위해 피부관리를 하면 더 좋다. 세부적인 관리방법은 얼굴관리 시 금(金)부위인 오른쪽 볼과 화(火)부위인 이마를 바디관리 시 가슴과 팔, 등의 척주 기립근을 세심하게 관리해 주며 기초화장품 선택은 콜라겐, 히알루론산, 레티놀, 아데노신, 레티닐팔미테이트 등의 수분과 주름개선에 도움을 주는 제품을 사용하면 좋다.

사례8. 정상피부 (오행의 주체 신금이 겨울(亥月)에 출생)

	시주	일주	월주	년주
천간	병화 丙火	신금 辛金	을목 乙木	기토 己土
지지	신금 申金	축토 丑土	해수 亥水	유금 酉金

이 오행의 주체는 신금(辛金)이다. 음(陰)의 金으로 제련된 금속, 보석 등을 의미하며 자기를 빛나게 해주는 병화를 좋아하는 오행으로 겨울인 해월(亥月, 10월)에 태어나 지지가 금(金), 수(水)로 구성되어 몸이 차가워 혈액순환이 잘되지 않으므로 따뜻한 화(火)로 관리하면 좋은 오행이다.

신금의 피부타입은 정상피부이며 단지 겨울(亥, 丑日)에 태어나 사계절 중 겨울에 혈액순환을 촉진시켜 주는 관리가 중요하며 세부적인 관리방법은 화(火)부위를 관리해 주면 좋다. 얼굴관리 시 이마를 바디관리 시 가슴과 팔, 등의 척주를 관리 세심하게 해주며 관리실의 조도는 따뜻한 느낌으로 해주며 잔잔한 클래식 음악을 들려주고 관리 후에는 따뜻한 허브차로 마무리하면 좋다.

기초화장품과 관리 프로그램은 수분제품을 기본으로 미백에 도움을 제품을 사용하여 관리하는 것을 추천한다.

사례9. 건성피부(오행의 주체 경금이 겨울(丑月)에 출생)

	시주	일주	월주	년주
천간	신금 辛金	경금 庚金	신금 辛金	병화 丙火
지지	사화 巳火	신금 申金	축토 丑土	인목 寅木

이 오행의 주체인 경금(庚金)은 양(陽)의 금(金)으로 바위, 광물의 원석으로 불에 의해 제련되어 생활의 도구, 보석이 되거나 바위에서 물이 나오는 수원지가 되는 것이 좋은 오행으로 일지에 동기인 신금 있어 의리와 단단함, 결단력은 있지만 유연성이 부족한 성격으로 전체 오행의 구성을 보면 금(金)이 강하므로 강한 금(金)을 제련할 수 있는 화(火)로 관리하면 좋은 오행이다.

경금의 피부타입은 건성피부이며 세부적인 관리방법은 얼굴관리 시 화(火)부위인 이마, 수(水)부위인 귀를 관리하며 바디관리 시 화(火)부위인 가슴과 팔관리, 수(水)부위인 등관리를 세심하고 관리실 룸의 조도는 조금 밝게 연출해 주며 경쾌한 클래식음악을 들려주면 편안함을 느끼게 되며 기초화장품은 콜라겐, 히알루론산, 레티놀, 아데노신, 레티닐팔미테이트 등의 수분과 주름개선에 도움을 주는 제품을 사용하면 좋다.

평소 좋은 식습관에서 지나친 매운맛의 자극적인 식품은 피부에

도 좋지 않으므로 주의하는 것이 좋으며 쓴맛이나 익힌 식품이 건강과 피부에도 좋다.

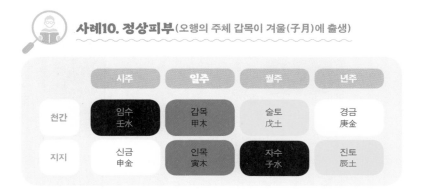

사례10. 정상피부(오행의 주체 갑목이 겨울(子月)에 출생)

	시주	일주	월주	년주
천간	임수 壬水	갑목 甲木	술토 戊土	경금 庚金
지지	신금 申金	인목 寅木	자수 子水	진토 辰土

　이 오행의 주체인 갑목(甲木)은 양(陽)의 목(木)으로 한겨울인 자월(子月, 11월)에 태어나 전체 오행의 분포를 보면 강한 목(木)을 제어하면서 갑목(甲木)에게 도움을 주는 금(金)으로 관리하면서 한겨울인 자월생(子月生)이라서 화(火)도 함께 관리해 주면 좋은 오행이며 일상에서 이미지를 상승시키기 위해 스타일 연출은 가벼운 정장 스타일로 연출하는 것이 좋다.

　피부타입은 정상피부이며 사계절 중 겨울에 혈액순환을 위해 관리해 주면 더욱 좋으며 세부적인 관리방법은 얼굴관리 시 금(金)부위인 오른쪽 볼, 화(火)부위인 이마를 관리하며 바디관리 시 금(金)과 화(火)부위인 가슴과 팔관리를 세심하게 해주면 좋으며 추천관리 프로그램은 바디 전신관리와 탄력관리가 좋다. 기초화장품은 콜라겐, 히알루론산, 펩타이드, 아데노신, EGF 등의 수분과 탄력, 재생에 도움을 주는 제품을 사용하면 좋다.

사례11. 정상피부(오행의 주체 무토가 겨울(표月)에 출생)

	시주	일주	월주	년주
천간	임수 壬水	무토 戊土	신금 辛金	신금 辛金
지지	술토 戌土	신금 申金	축토 丑土	미토 未土

이 오행의 주체인 무토(戊土)는 양(陽)의 토로 사막, 황무지로 건조한 땅으로 수(水)를 필요로 하는 오행으로 겨울인 축월(丑月, 12월)에 태어나 약간의 수분공급은 되며, 전체 오행의 구성을 보면 토(土)가 강하므로 강한 토(土)를 빼주는 금(金)과 함께 수(水)로 관리하면 좋은 오행이다.

무토의 피부타입은 정상피부이며 계절별 관리에서 봄과 여름에 수분관리를 잘해줘야 하며 세부적인 관리방법은 금(金)부위인 오른쪽 볼, 입 주위, 귀, 가슴과 팔, 등(背)관리를 할 때 좀 더 세심하게 관리하면 좋다.

기초화장품은 콜라겐, 히알루론산의 수분제품을 사용하며 관리 프로그램도 봄, 여름에는 수분관리를 가을과 겨울에는 바디관리를 해주며 일상생활에서 이미지 상승효과를 위해 스타일 연출은 심플한 세미정장 스타일 연출이 좋으며 블랙과 화이트 색상이 잘 어울린다.

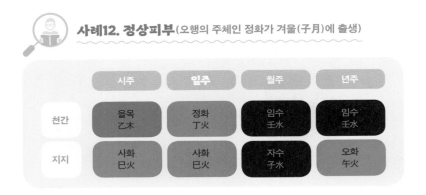

사례12. 정상피부 (오행의 주체인 정화가 겨울(子月)에 출생)

	시주	일주	월주	년주
천간	을목 乙木	정화 丁火	임수 壬水	임수 壬水
지지	사화 巳火	사화 巳火	자수 子水	오화 午火

이 오행의 주체인 정화(丁火)가 한겨울인 자월(子月, 11월)에 태어나 전체 오행의 분포를 보면 화(火)와 수(水)가 강하면서 정화와 임수가 정임합(丁壬合) 되어있으므로 수(水)로 관리를 해주면 좋은 오행이다.

피부타입은 화(水)와 수(火)의 밸런스가 있어서 20대인 현재는 정상피부이지만 중년 이후에는 건성피부가 되므로 수분관리를 잘해줘야 한다. 봄과 여름에는 수분, 진정관리를 겨울에 순환관리를 해주는 것이 좋으며 세부적인 관리법은 얼굴관리 시 특히 수(水)부위인 귀와 턱 주변을, 바디관리 시 수(水)부위인 등관리와 하체 후면을 관리해 주면 좋다.

추천 화장품은 콜라겐과 히알루론산 등의 수분성분과 탄력과 재생에 도움을 주는 아데노신, EGF, 펩타이드 등의 성분 화장품을 선택하면 좋다.

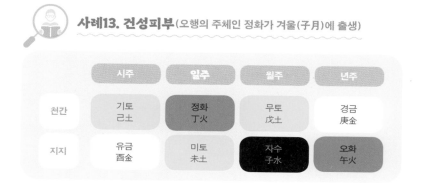

사례13. 건성피부 (오행의 주체인 정화가 겨울(子月)에 출생)

	시주	일주	월주	년주
천간	기토 己土	정화 丁火	무토 戊土	경금 庚金
지지	유금 酉金	미토 未土	자수 子水	오화 午火

이 오행의 주체인 정화(丁火)가 한겨울인 자월(子月)에 태어나 전체 오행의 분포를 보면 토(土)와 금(金)이 강하므로 목(木)과 수(水)로 관리를 해주면 좋은 오행이다.

정화(丁火)의 피부타입은 활동성이 강하면서 열기가 강한 토(土)가 일지와 월간에 있으면서 자수(子水)를 극하므로 건성피부이며 사계절 중 봄과 여름에 수분과 진정관리가 중요하므로 외출 후 귀가하여 수분함량이 높은 마스크 시트를 하는 것이 좋다.

세부적인 관리방법은 얼굴관리 시 귀 주위를 좀 더 세심하게 해주며, 바디관리를 할 때 목(木)부위인 상체 측면과 다리관리, 수(水)부위인 등 관리와 다리 후면관리를 좀 더 세심하게 관리해 주면 좋다.

추천 화장품은 콜라겐과 히알루론산 등의 수분성분과 탄력과 재생에 도움을 주는 아데노신, EGF, 펩타이드 등의 성분 화장품을 선택하면 좋다.

사례14. 건성 & 여드름피부
(오행의 주체인 정화가 겨울(子月)에 출생)

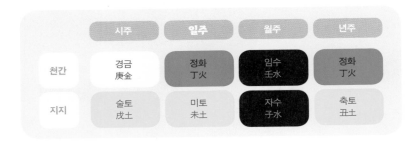

	시주	일주	월주	년주
천간	경금 庚金	정화 丁火	임수 壬水	정화 丁火
지지	술토 戌土	미토 未土	자수 子水	축토 丑土

이 오행의 주체인 정화(丁火)가 한겨울인 자월(子月)에 태어나 일지에 미토(未土)가 있어서 밝은 성향으로 전체 오행의 분포를 보면 토(土)가 과하므로 금(金), 수(水)로 관리를 해주면 좋은 오행이다.

정화(丁火)의 피부타입은 월간과 년간의 임수와 합(정임합丁壬合)이 되어 있어 수분공급이 부족하며, 일지에 미토가 있어 강한 열기가 배출되지 않으면서 토극수(土剋水)되므로 10대에서 중년기까지는 여드름의 트러블 피부 증상이 나타나며 중년 이후로 완화가 된다. 사계절중 봄과 여름에 수분과 진정관리가 중요하므로 외출 후 귀가하여 수분과 진정 항균에 도움을 주는 알로에 팩을 해주는 것이 좋으며 약간의 트러블 증상은 피부 관리실에서 전문가의 도움을 받으면 좋다.

세부적인 관리방법은 얼굴관리 시 귀 주위를 좀 더 세심하게 해주며, 바디관리를 할 때 목(木)부위인 상체 측면과 다리관리, 수(水)부위인 등 관리와 다리 후면관리를 좀 더 세심하게 관리해 주면 좋다.

추천 화장품은 콜라겐과 히알루론산 등의 수분성분과 탄력과 재생에 도움을 주는 아데노신, EGF, 펩타이드 등의 성분 화장품을 선택하면 좋다.

※ 겨울에 태어난 경우 해월(亥月, 10월), 자월(子月, 11월), 축월(丑月, 12월)에는 피부순환관리에 중점을 두어야 한다. 특히 오행의 주체가 수(水)이면서 겨울생은 더욱더 순환관리를 해주는 것이 피부에 윤기를 부여하므로 목(木)과 화(火)가 있으면 정상피부이다. 단, 합과 충, 극이 되지 않아야 한다.

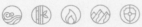

오행의 주체를 중심으로 파악해야 하는 것이 너무 많고 그 분석과
정을 다 기술하기는 어려우며 하나하나 설명하기도 쉽지 않다. 이
책의 다양한 사례분석은 명리학의 이해를 돕고 간단하면서 쉽게
쓰려고 했으며 또한, 음양오행은 변화와 조화를 추구하므로 개인
의 음양오행을 보고 합·충·생·극의 변화를 파악하여 그 변화의
현상이 피부에 미치는 영향을 파악하여 관리방법을 정리하였다.
이에 독자들도 자신이 태어날 때 부여받은 오행 구성을 보고 자신
의 피부에 맞는 관리방법을 시도해 보기 바란다.

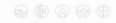

　이제는 초고령화 시대에 접어든 시점이며 2030년이 되면 여성의 평균연령이 90세가 된다고 한다. 그래서 사회적, 경제적으로 참여하는 노령인구가 증가함에 따라 패션과 외모에 신경을 쓰는 그루밍족이 증가하여 실제 나이보다 10년은 젊어 보이는 경우가 많으며 계절과 트렌드에 따라 다양하게 연출하여 이미지의 변화를 준다. 이때 아무리 예쁜 옷으로 꾸미더라도 피부가 주름지고 잡티와 트러블이 있다면 어떨까? 당연 이미지가 조금 실추되어 보일 것이다. 그러므로 평소에 규칙적인 식생활습관과 운동, 나에게 맞은 피부관리를 통해 삶의 변화를 주는 것이 좋다.

피부미용을 전공한 사람으로서 자연적인 노화를 막을 수가 없으며 평소 생활습관을 통해 지연시키는 것이 중요하기 때문에 자신의 오행 구성을 알면 그에 맞는 라이프 사이클을 조절함으로써 피부 노화를 지연하는 웰에이징(Well-aging)을 할 수 있으며 건강한 삶을 누린다고 생각한다.

다년간 개개인의 오행 구성에 피부를 대입하여 분석해 본 결과 자신의 오행 구성이 골고루 잘 배정되어 있으면 피부가 좋으며 지나치게 한쪽으로 치우쳐 있거나 부족한 것이 있으면 과한 것은 빼주고 부족한 것은 채워주는 것이 답이라는 것을 알게 되었다.

이는 우리가 삶을 살아가는 모든 이치가 동양철학의 기본인 중용(中庸)이라는 것을 오십이 넘은 지금에야 깨닫고 있지만 아직도 미흡해 중용(中庸)의 마음, 어느 한쪽에 치우치지 않고 삶의 밸런스(Balance)를 가지며 생활하려고 노력하는 중이며 현대를 살아가면서 늘 채우려고만 하고 뺏기지 않으려고 하고 부러워만 하면서 삶을 살다가 우연히 알게 된 명리학을 통해 내가 진정 원하고 내 몸이 필요로 하는 것이 무엇인지를 알고 나니 삶을 대하는 자세가 안정되었으며 이타심을 갖게 되었다.

나의 강한 에너지를 빼내어 주변을 밝게 비춰주는 것이 나에게 필요한 것이라는 것을 알기에 용기 내어 이 책을 쓰게 되었으며 앞으로도 계속 삶의 기본 방향을 알 수 있고 자신의 피부상태를 알 수 있는 음양 오행과 피부를 접목한 임상을 꾸준히 해나갈 것이다.

참고문헌

· 김기승,『과학명리』, 다산글방, 2016.

· 고해정,『사주학 정설』, 한빛 출판미디어, 2003.

· 김학목,『명리명강』, 판미동, 2016.

· 양원석,『백민의 명리학개론』, 백민역학연구원, 2002.

· 이성환 · 김기현,『주역의 과학과 道』, 정신세계사, 2002.

· 안남훈,『홀리스틱 경락원론』, 도서출판 홀리즘, 2003.

· 김진미,『음양오행론의 음악 교육적 의미와 적용』, 서울대학교대학원, 2015.

· 김민희,『황제내경에 나타난 오행체질론 연구』, 동방문화대학원, 2018.

· 서유리,『음양오행설에 근거한 오방색의 색채연구』, 영남대학교대학원, 2020.

· 김혜정,『음양오행체질론과 변형된 체질의 연관성 연구』, 영산대미용예술대학원, 2021.

· 하병조,『화장품학』, 수문사, 1999.

· 전세열 외,『피부영양학』, 정담, 2002.

· 김종대 외,『피부관리학』, 고문사, 1999.

· 김상현,『재미있는 피부이야기』, 정담미디어, 2005.

· 이명심 · 이영주,『맞춤형화장품 조제관리사』, 크라운출판사, 2020.

· 안민수,『현대명리학과 과학의 만남』, 다산글방, 2022.

그림

- https://blog.naver.com/heim0228/222412302949 (자외선투과)
- https://blog.naver.com/wleoddl5774/222842078265 (자외선차단제 비교)
- https://blog.naver.com/starpibu/222988556472 (태양광선 그림)
- https://blog.naver.com/yesmell/222954443380 (피부단면 진피)

오행 피부, 나의 피부 타입은 무엇일까?

초판 1쇄 발행 2023. 7. 28.

지은이 김혜정
펴낸이 김병호
펴낸곳 주식회사 바른북스

편집진행 김재영
디자인 김민지

등록 2019년 4월 3일 제2019-000040호
주소 서울시 성동구 연무장5길 9-16, 301호 (성수동2가, 블루스톤타워)
대표전화 070-7857-9719 | **경영지원** 02-3409-9719 | **팩스** 070-7610-9820

•바른북스는 여러분의 다양한 아이디어와 원고 투고를 설레는 마음으로 기다리고 있습니다.

이메일 barunbooks21@naver.com | **원고투고** barunbooks21@naver.com
홈페이지 www.barunbooks.com | **공식 블로그** blog.naver.com/barunbooks7
공식 포스트 post.naver.com/barunbooks7 | **페이스북** facebook.com/barunbooks7

ⓒ 김혜정, 2023
ISBN 979-11-93127-65-0 03510